Evelyn Sievers

Sinusendothel-/Virgultumzellen in menschlichen Lymphknoten

Evelyn Sievers

Sinusendothel-/Virgultumzellen in menschlichen Lymphknoten

Morphologische Befunde und immunhistochemische Markerprofile

Südwestdeutscher Verlag für Hochschulschriften

Impressum/Imprint (nur für Deutschland/only for Germany)
Bibliografische Information der Deutschen Nationalbibliothek: Die Deutsche Nationalbibliothek verzeichnet diese Publikation in der Deutschen Nationalbibliografie; detaillierte bibliografische Daten sind im Internet über http://dnb.d-nb.de abrufbar.
Alle in diesem Buch genannten Marken und Produktnamen unterliegen warenzeichen-, marken- oder patentrechtlichem Schutz bzw. sind Warenzeichen oder eingetragene Warenzeichen der jeweiligen Inhaber. Die Wiedergabe von Marken, Produktnamen, Gebrauchsnamen, Handelsnamen, Warenbezeichnungen u.s.w. in diesem Werk berechtigt auch ohne besondere Kennzeichnung nicht zu der Annahme, dass solche Namen im Sinne der Warenzeichen- und Markenschutzgesetzgebung als frei zu betrachten wären und daher von jedermann benutzt werden dürften.

Verlag: Südwestdeutscher Verlag für Hochschulschriften GmbH & Co. KG
Dudweiler Landstr. 99, 66123 Saarbrücken, Deutschland
Telefon +49 681 37 20 271-1, Telefax +49 681 37 20 271-0
Email: info@svh-verlag.de

Zugl.: Aus dem Institut für Pathologie, Geschäftsführender Direktor: Prof. Dr. med. Roland Moll, des Fachbereichs Medizin der Philipps-Universität Marburg in Zusammenarbeit mit dem Universitätsklinikum Giessen und Marburg GmbH, Standort Marburg, INAUGURAL - DISS

Herstellung in Deutschland:
Schaltungsdienst Lange o.H.G., Berlin
Books on Demand GmbH, Norderstedt
Reha GmbH, Saarbrücken
Amazon Distribution GmbH, Leipzig
ISBN: 978-3-8381-2875-7

Imprint (only for USA, GB)
Bibliographic information published by the Deutsche Nationalbibliothek: The Deutsche Nationalbibliothek lists this publication in the Deutsche Nationalbibliografie; detailed bibliographic data are available in the Internet at http://dnb.d-nb.de.
Any brand names and product names mentioned in this book are subject to trademark, brand or patent protection and are trademarks or registered trademarks of their respective holders. The use of brand names, product names, common names, trade names, product descriptions etc. even without a particular marking in this works is in no way to be construed to mean that such names may be regarded as unrestricted in respect of trademark and brand protection legislation and could thus be used by anyone.

Publisher: Südwestdeutscher Verlag für Hochschulschriften GmbH & Co. KG
Dudweiler Landstr. 99, 66123 Saarbrücken, Germany
Phone +49 681 37 20 271-1, Fax +49 681 37 20 271-0
Email: info@svh-verlag.de

Printed in the U.S.A.
Printed in the U.K. by (see last page)
ISBN: 978-3-8381-2875-7

Copyright © 2011 by the author and Südwestdeutscher Verlag für Hochschulschriften GmbH & Co. KG and licensors
All rights reserved. Saarbrücken 2011

Inhaltsverzeichnis

1 **Einleitung** 1
  1.1   Struktur und Funktion des Lymphgefäßsystems beim Menschen 1
      1.1.1   Pränodaler Abschnitt 1
      1.1.2   Nodaler Abschnitt 3
      1.1.3   Post- und extranodaler Abschnitt 7
      1.1.4   Die Lymphe 7
  1.2   Entwicklung des Lymphgefäßsystems 8
      1.2.1   Angiogenese durch zentrifugale Endothelzellsprossung 8
      1.2.2   Lokale Vaskulogenese *de novo* 10
  1.3   Struktureller Vergleich von Blut- und Lymphgefäßendothel 11
      1.3.1   Endothel generell 12
      1.3.2   Blutgefäßendothel 12
      1.3.3   Lymphgefäßendothel 13
  1.4   Der Lymphknotensinus als Struktur- und Funktionseinheit 15
      1.4.1   Die Problematik des Begriffes „Lymphendothel" 16
      1.4.2   Definitionen der den Sinus begrenzenden und auskleidenden Zellen . 16
  1.5   Zielsetzung 17

2 **Material und Methoden** 19
  2.1   Geräte und Hilfsmittel 19
      2.1.1   Allgemeine Geräte 19
      2.1.2   Immunhistochemie und Immunfluoreszenz 19
      2.1.3   Zellkultur 19
      2.1.4   Molekularbiologie 20
  2.2   Puffer und Lösungen 21
  2.3   Enzyme und Chemikalien 24
  2.4   Biologisches Material 25
  2.5   Immunhistochemische Analyse 26
      2.5.1   Gewebevorbereitung 26
      2.5.2   Antigennachweis und Dokumentation 27
  2.6   Zellkultur 29
      2.6.1   Gewebevorbereitung 29
      2.6.2   Zellseparation 30
      2.6.3   Passage und Lagerung 31

2.7 Immunfluoreszenzanalyse 32
    2.7.1 Vorbereitung der Zellen 32
    2.7.2 Antigennachweis und Dokumentation 32
2.8 **Immunbiochemischer Proteinnachweis** 33
    2.8.1 Isolierung von Gesamtprotein aus Zellen 33
    2.8.2 Eindimensionale Auftrennung von Proteinen 34
    2.8.3 Transfer von Protein auf eine Trägermatrix 34
    2.8.4 Immunbiochemischer Nachweis von matrixgebundenem Protein (Western Blot) 35
2.9 Molekularbiologie 35
    2.9.1 Präparation von Gesamt-RNA 35
    2.9.2 Herstellung eines cDNA-Pools aus Gesamt-RNA 36
    2.9.3 Amplifikation von cDNA 36
    2.9.4 Klonierung der PCR-Fragmente in einen Plasmid-Vektor 37
    2.9.5 Isolierung von Plasmid-DNA aus Bakterien 38
    2.9.6 Herstellung von rekombinantem Protein in Bakterien 38
    2.9.7 Aufreinigung des rekombinanten Proteins aus Bakterien 39
    2.9.8 Immunisierung von Kaninchen 40
    2.9.9 Aufreinigen spezifischer Antikörper aus Immunseren 41

3 Ergebnisse 42
    3.1 **Immunhistochemische Untersuchungen an Lymphknoten** 42
        3.1.1 Herstellung eines Antiserums gegen LYVE-1 42
        3.1.2 Übersichtsanalysen von Lymphknoten unterschiedlicher Körperregionen 47
        3.1.3 Vertiefende Analysen speziell an iliakalen Lymphknoten 60
    3.2 **Immunaffinitätsanreicherung und immunfluoreszenzmikroskopische Analyse von Sinusendothel-/Virgultumzellen aus iliakalen Lymphknoten** 69
        3.2.1 Immunaffinitätsreinigung von Sinusendothel-/Virgultumzellen mittels magnetischer Partikel („MACS") 69
        3.2.2 Fluoreszenzmikroskopische Analysen der angereicherten Sinusendothel-/Virgultumzellen 70
        3.2.3 Zusammenfassung der Befunde an den kultivierten Zellen im Vergleich mit Sinusendothel-/Virgultumzellen in vivo 73

4 Diskussion..74

5　Zusammenfassung 82
6　Literaturverzeichnis..84

Abkürzungsverzeichnis

BE	Blutendothel
BSA	Bovines Serumalbumin
CD	Cluster of differentiation
Cl-5	Claudin 5
CLEVER-1	Common lymphatic endothelial and vascular endothelial receptor
DMEM	Dulbecco's modified Eagle's medium
DMSO	Dimethylsulfoxid
DNA	Desoxyribonucleic acid
cDNA	Copy DNA
DP	Desmoplakin
EDTA	Ethylendiamintetraessigsäure
EGM	Endothelial growth medium
FDZ/FDC	Follikuläre dendritische Zellen
FKS	Fetales Kälberserum
FLT	Fms-related tyrosine kinase
HEV	High endothelial venule
HMEC	Human dermal microvascular endothelial cells
HWZ	Halbwertzeit
ICAM	Inter-Cellular Adhesion Molecule
IG	Immunglobulin
IPTG	Isopropylthiogalaktosid
JAM	Junctional adhesion molecules
LE	Lymphendothel
LYVE	Lymphatic Vessel Endothelial Receptor
MACS	Magnetic Labelled Bead Cell Separation
MOMA	Metallophilic Macrophages Antibody
NCBI	National Center for Biotechnology Information
OD_{600}	Optical Density at 600 nm
PAL-E	Pathologische Anatomie Leiden-Endothelium
PBS	Phosphat buffered saline
PCR	Polymerase chain reaction
PE	Phycoerythrin
PECAM	Platelet endothelial cell adhesion molecule

Prox	Prospero homeobox protein
RNA	Ribonucleic acid
RT-PCR	Real-time polymerase chain reaction
SDS-PAGE	Sodiumdodecylsulfate-Polyacrylamidgel
SHZ/SHC	Sinushistiozyten
SLC/CCL21	Secondary lymphoid tissue chemokine/chemokine ligand 21
TBS	Tris buffered saline
TBST	Tris buffered saline/Tween
Tie	Tyrosine kinase with immunoglobulin-like and EGF-like domains
VCAM	Vascular cell adhesion molecule
VE-Cadherin	Vascular endothelial cadherin
VEGF	Vascular endothelial growth factor
VEGFR	Vascular endothelial growth factor receptor
vWF	von Willebrand Faktor
ZO	Zonula occludens

1 Einleitung

1.1 Struktur und Funktion des Lymphgefäßsystems beim Menschen

Das Lymphgefäßsystem bildet zusammen mit den primären und sekundären lymphatischen Organen das Lymphsystem, welches einen wichtigen Bestandteil des Immunsystems darstellt. Daneben hat das Lymphgefäßsystem große Bedeutung beim Transport der Gewebsflüssigkeit aus der Körperperipherie ins Zentrum, entsprechend unterteilt man es in peripheres und zentrales Lymphgefäßsystem. Strukturell und funktionell spielen die Lymphknoten als Filterstationen auf dem Weg von der Peripherie zum Zentrum eine bedeutende Rolle, weshalb dieser Darstellung eine auf die Lymphknoten bezogene Systematik zugrunde liegt (vgl. Abbildung 1.1).

1.1.1 Pränodaler Abschnitt

Das pränodale Lymphsystem besteht aus einem Netzwerk dünnwandiger Gefäße, die Flüssigkeit und Partikel aus dem Interstitium drainieren. Aufgrund des Druckes im Blutgefäßsystem werden täglich etwa 20 bis 30 l Plasma aus dem Kapillarbett abgepresst (Landis et al. 1963), wovon 90 % osmotischen Kräften folgend am venösen Schenkel der Kapillaren und in den postkapillären Venolen rückresorbiert werden (Starling 1895). Die verbleibenden 10 % werden vom Lymphgefäßsystem abtransportiert.

Am Beginn dieses Transportes stehen blind endende Lymphkapillaren, die üblicherweise in der Nachbarschaft von Blutgefäßen anzutreffen sind. Eine Ausnahme bildet hier das Zentralnervensystem, wo die Lymphdrainage über die perivaskulären Räume erfolgt (Casley-Smith et al. 1976). Die Lymphkapillaren außerhalb des Zentralnervensystems haben einen Durchmesser von etwa 10 bis 60 µm. Sie werden aus einer einlagigen, zum Teil lückenhaften, nicht fenestrierten Endothelzellschicht ohne Perizyten gebildet, die von einer inkompletten Basalmembran umgeben und durch verschiedene Strukturen im umliegenden Gewebe verankert ist (Auckland und Reed 1993, Pepper 2001,

Leak und Burke 1968). Namentlich sind dies Fibrillinmikrofibrillen, fokale Adhäsionskinasen, Vinculin, Talin und zytoskelettales β-Aktin, die Adhäsionsmoleküle und Fasern bilden und von den Endothelzellen selbst produziert werden. Die Verteilung dieser Strukturen unterscheidet sich dabei entsprechend der verschiedenen funktionellen Anforderungen von der Verteilung der entsprechenden Strukturen in der Umgebung von Blutgefäßen durch einen geringeren Grad an Ordnung (Weber et al. 2002).

Lymphkapillaren besitzen keine kontraktilen Eigenschaften, so dass der Lymphtransport von äußeren Kräften, wie zum Beispiel Atemexkursionen, Skelettmuskelkontraktionen und dem pulsatilen Druck benachbarter Blutgefäße, sowie der propulsiven Lymphbewegung selbst abhängt (Schmid-Schonbein 1990a). Die Lymphe aus den tributären Geweberegionen wird von den Kapillaren über so genannte Präkollektoren, die strukturell gemischt aus absorbierenden und von glatter Muskulatur umgebenen transportierenden Abschnitten bestehen (Schmid-Schonbein 1990b, Sacchi et al. 1997), zu den entsprechenden regionalen Lymphknoten geleitet. Der gerichtete Transport wird zusätzlich durch in den Lymphgefäßen befindliche Klappen gesichert, die paarweise jeweils ein Lymphangion bilden. So wird der Transport gegen einen im Verlauf der Drainagestrecke steigenden Druckgradienten von atmosphärischen Werten in der Peripherie auf -0,7 bis 2,3 kPa (diastolisch) bzw. 0,3 bis 3 kPa (systolisch) im Ductus thoracicus ermöglicht (Zweifach und Prather 1975, Kinnaert 1973, Kinmonth und Taylor 1956, Olszewski und Engeset 1980).

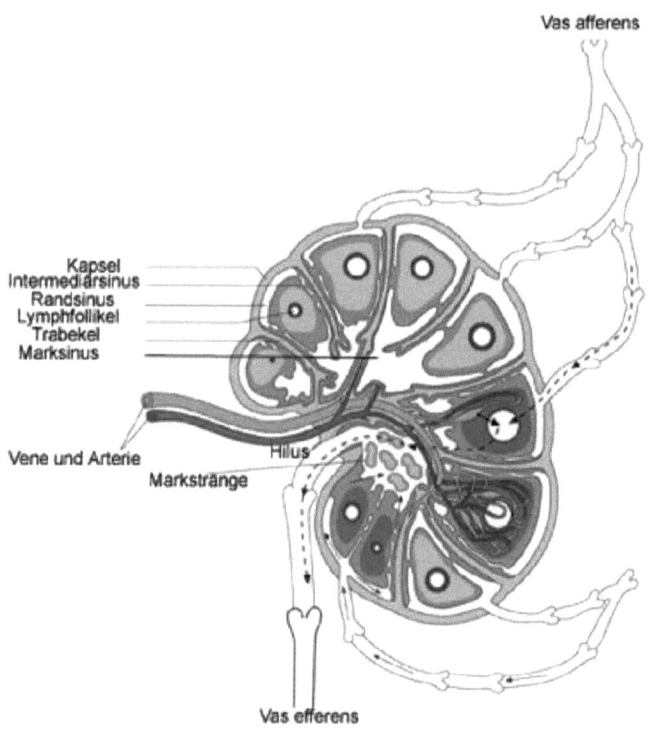

Abb. 1.1: Pränodaler, nodaler und postnodaler Abschnitt, modifiziert nach www.droid.cuhk.edu.hk

1.1.2 Nodaler Abschnitt

Die Lymphknoten sind kleine Organe, die sich regelmäßig im Verlauf der Lymphbahnen, gewissermaßen als Filterstationen, finden. Im menschlichen Körper gibt es etwa 400 bis 500 Lymphknoten (Weidenreich et al. 1934). Man findet sie in der gesamten prävertebralen Region, entlang der großen Blutgefäße in der Brust- und Bauchhöhle, zwischen den Mesenterialblättern und im lockeren Bindegewebe von Hals, Axilla und Leiste (vgl. Abbildung 1.2). Sie haben normalerweise einen Durchmesser zwischen 3 und 25 mm und sind ei- bzw. bohnenförmig mit einer leichten Einziehung, dem Hilus. Dort verlaufen die zu- und abführenden Blutgefäße und die wenigen abführenden Lymphgefäße (Vasa efferentia). Die zuführenden Lymphgefäße (Vasa afferentia) verzweigen sich in viele kleine Äste, bevor sie auf der konvexen Seite an zahlreichen Stellen in den Lymphknoten eintreten.

Der Lymphknoten selbst besteht aus verschiedenen, hochspezialisierten Zelltypen, die kooperativ die Filterfunktion und Immunantwort auf antigene Substanzen, Partikel und Mikroorganismen in der Lymphe und im Blut ermöglichen. Sein äußeres Erscheinungsbild variiert stark mit seinem Aktivitätszustand. Im gesunden Organismus spiegeln sowohl die histologische Organisation als auch die zelluläre Zusammensetzung eines Lymphknotens die Aktivität des gesamten Immunsystems wider, mit dem er über die Blutgefäße und die indirekte Filterfunktion des Blutplasmas in Verbindung steht, denn täglich passieren etwa 50 % des gesamten Plasmaproteins das Lymphsystem (Klein 1990). Zusätzlich und entscheidend wirkt sich auf die Lymphknotenmorphologie die lokale Reaktion auf Antigene aus, die mit der Lymphe aus der tributären Region auflaufen. Hierin sind auch die deutlichen morphologischen Unterschiede zwischen den Lymphknoten unterschiedlicher Körperregionen begründet.

Grundsätzlich haben jedoch alle Lymphknoten den allgemeinen Aufbau mit variabler quantitativer Ausprägung der einzelnen Komponenten gemeinsam. Die äußere Begrenzung wird von einer kollagenfaserigen Kapsel gebildet, die auch elastische Fasern und Glattmuskelzellen enthalten kann. Von der Kapsel aus strahlen gelegentlich faserige, arterielle Blutgefäße enthaltende Trabekel in den Lymphknoten ein. Diese Gerüststrukturen umgeben das feinere lymphoretikuläre Gewebe des Lymphknotens, das grob in Rinde (Cortex und Paracortex) und Mark (Medulla) unterteilt wird. Es besteht aus Lymphozyten, Plasmazellen, Makrophagen und Retikulumzellen in spezifischer funktioneller Anordnung (Raviola 1993).

Der Cortex setzt sich hauptsächlich aus eingewanderten, Lymphfollikel (Keimzentren und Follikelmantelzonen) bildenden B-Lymphozyten bzw. deren aktivierten Spezialformen (Zentrozyten, Zentroblasten, B-Immunoblasten, lymphoplasmazytoide Zellen, Plasmazellen, B-Gedächtniszellen) zusammen. Dazwischen finden sich dendritische Zellen (folliculäre dendritische Zellen, FDZ), Makrophagen und vereinzelte T-Lymphozyten. Diese strukturelle Organisation ist für die Bildung von B-Gedächtniszellen und B-Effektorzellen während einer Immunantwort auf Antigene wichtig, da hier die Zellen, die dazu nötig sind, zusammentreffen und nach Antigenpräsentation die humorale Antwort in Gang setzen können. Die Lymphfollikel durchlaufen im Zuge einer Immunantwort verschiedene charakteristische Stadien, die auch morphologisch klar abgrenzbar sind. Die Entwicklung verläuft dabei von der Entstehung der Keimzentren in den Primärfollikeln wenige Tage nach Antigenexposition über deren zonale Gliederung in den Sekundärfollikeln nach etwa drei Wochen bis zur allmählichen Rückbildung der Keimzentren nach Ablauf der Immunantwort.

Im Paracortex, der Zone unmittelbar zwischen und unter den Lymphfollikeln, sind hauptsächlich ruhende und aktivierte T-Lymphozyten, antigenpräsentierende interdigitierende Retikulumzellen und vereinzelte B-Lymphozyten zu finden. Insbesondere in regionären Lymphknoten der Haut können die T-Zellen ebenfalls nodulär in sogenannten T-Knötchen angeordnet sein. Die T-Lymphozyten haben als Helfer- oder Suppressorzellen modulatorische Wirkung auf die B-Lymphozyten oder sind selbst Effektorzellen der Immunreaktion. Sie erreichen den Paracortex, ebenso wie die B-Lymphozyten den Cortex, über im Paracortex verlaufende postkapilläre hochendotheliale Venolen („high-endothelial venules", HEV) (Remmele 1984).

Das Mark ist um kleine Blutgefäße herum angeordnet und von retikulären Fasern durchzogen. Es sind hier sowohl Lymphozyten als auch Plasmazellen, Makrophagen, Granulozyten und generell im Lymphknoten auftretende histiozytische und fibroblastische Retikulumzellen nachweisbar (Raviola 1993).

Dazwischen verläuft im gesamten Lymphknoten ein System aus von Sinuswandzellen begrenzten und netzförmig von Virgultum durchsponnenen Hohlräumen, die Sinus (Wacker 1994, Moll et al. 2009). Sie werden je nach Lage als Rand- (Marginal-), Intermediär- und Marksinus bezeichnet. Über den Intermediärsinus, der gelegentlich entlang eines Trabekels verläuft, steht der direkt unterhalb der Kapsel gelegene Randsinus mit dem Marksinus im Zentrum in Verbindung. Am Hilus kommunizieren beide aufgrund der dort schmalen bis nicht vorhandenen Rinde direkt miteinander. Durch die sich häufig verzweigenden und anastomosierenden Kanäle des Marksinus wird das lymphoide Parenchym des Marks in so genannte Markstränge unterteilt.

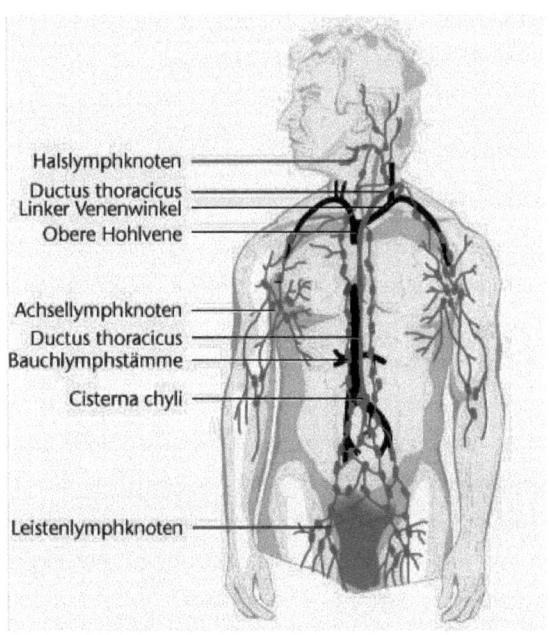

Abb. 1.2: Regionale Verteilung der Lymphknoten, modifiziert nach www.medizin-netz.de

Die Lymphe aus den Vasa afferentia (vgl. Abbildung 1.1) erreicht nach dem Eintritt der Gefäße durch die Kapsel zunächst den Randsinus und wird von dort in Richtung Mark und schließlich zum Hilus geleitet, wo sie über die Vasa efferentia den Lymphknoten wieder verlässt. Auf dem Weg durch den Lymphknoten findet mit dem lymphoiden Parenchym ein Austausch von gelösten Substanzen, Partikeln und Zellen statt (Forkert et al. 1977, Farr et al. 1980). Insbesondere der Sinus des Marks enthält entsprechend der lokal geprägten Aktivität des Lymphknotens in variabler Menge Histiozyten und andere Immunzellen, die für die Filterfunktion des Lymphknotens entscheidende Bedeutung haben. Diese Zellen gelangen entweder mit der Lymphe in die Sinus oder wandern durch die Sinuswand ein. Die durch die Virgultumzellen immens vergrößerte Kontaktoberfläche der Sinus erlaubt diesen Zellen im Sinne eines Fangnetzes einen einfachen Zugriff auf antigenes Material in der Lymphe, wodurch eine Filtereffizienz von mehr als 95 % erreicht wird (Raviola 1993, Moll et al. 2009). Angenommen wird außerdem eine antigenpräsentierende Funktion der Sinuswandzellen und Virgultumzellen selbst sowie eine verwandtschaftliche

Beziehung der Sinuswandzellen zu den dendritischen Zellen der Keimzentren (Van den Oord et al. 1985, Wacker 1994, Wacker et al. 1997, Middel et al. 2002).

1.1.3 Post- und extranodaler Abschnitt

Postnodal wird die Lymphe von den Vasa efferentia (vgl. Abbildung 1.1) über größere, zum Teil glattmuskuläre Lymphgefäße zu sogenannten Sammellymphknoten oder direkt zu einem Ductus lymphaticus transportiert. Lymphe aus dem Gastrointestinaltrakt oder der lumbalen Region wird in die Cisterna chyli am posterioren Ende des Ductus thoracicus drainiert. Der Ductus thoracicus verläuft dorsal der Aorta aufwärts zum linken Venenwinkel und erhält Lymphzufluss von der gesamten Körperoberfläche mit Ausnahme des rechten oberen Quadranten, dessen Lymphe im Ductus lymphaticus dexter transportiert wird und von dort in den rechten Venenwinkel gelangt (vgl. Abbildung 1.3). Zusätzlich existieren zahlreiche kleinere lymphovenöse Nebenverbindungen (Foster 1996, Swartz 2001). Etwa 2 l Lymphe passieren täglich die menschlichen Ductus thoracici (Bierman 1953, Linder und Blomstrand 1958).

1.1.4 Die Lymphe

Die Zusammensetzung der Lymphflüssigkeit entspricht weitgehend der des Blutplasmas. Lediglich die Konzentration von Komponenten hohen Molekulargewichtes ist wegen der kapillären Filtration deutlich geringer als im Blutplasma, so dass die Gesamtproteinkonzentration etwa die Hälfte der Serumproteinkonzentration beträgt (Bergstrom und Werner 1966, Werner 1966). Die Konzentration von Lymphozyten, Makrophagen und gelegentlich Granulozyten in der afferenten, das heißt noch vor der ersten Lymphknotenpassage stehenden, Lymphe ist abhängig von der Aktivität der Immunzellen im tributären Gebiet, die wiederum mit der An- und Abwesenheit von Antigenen zusammenhängt. Im Falle eines malignen neoplastischen Geschehens im tributären Gebiet kann sie darüber hinaus Tumorzellen, bei infektiösen Vorgängen Erreger und bei Verunreinigungen Fremdkörperfragmente enthalten. Die efferente Lymphe enthält in der Regel 20- bis 75-fach mehr Zellen als die afferente Lymphe, davon sind 98 %

Lymphozyten, mehrheitlich T-Lymphozyten, die zu 98 % Teil des rezirkulierenden Pools sind und den Lymphknoten zuvor über die hochendothelialen Venolen des Paracortex erreichen. Im Falle einer Immunantwort folgt einer anfänglichen, wenige Tage dauernden Phase geringerer Zellausschüttung in die efferente Lymphe eine Phase deutlich vermehrter, etwa verdoppelter Zellausschüttung mit nachfolgender Normalisierung der Zellzahl, aber deutlich erhöhtem Anteil spezifisch durch das aktuelle Antigen geprägter aktivierter Lymphozyten. So kommt es zu einer Verbreitung der Immunantwort über die nachgeschalteten Lymphknoten bis in den Blutkreislauf (Raviola 1993).

1.2 Entwicklung des Lymphgefäßsystems

Die Entwicklung des Lymphgefäßsystems ist noch nicht ganz verstanden und wird in der Literatur zum Teil kontrovers diskutiert. Dabei werden Theorien einer Angiogenese und einer Vaskulogenese vertreten.

1.2.1 Angiogenese durch zentrifugale Endothelzellsprossung

Zum einen wird vermutet, dass sich die primitiven Lymphsäcke aus benachbarten Venen ableiten. Die anschließende Ausdifferenzierung des Lymphgefäßsystems erfolgt dann ausschließlich aus den Lymphsäcken, indem aus diesen Endothelzellen unter dem Mechanismus der Angiogenese in die umgebenden Gewebe und Organe aussprossen (Sabin 1902, Clark 1912). Zahlreiche experimentelle Befunde untermauern diese Theorie.
Wigle und Oliver (1999) wiesen im Tiermodell nach, dass nach der Bildung des Blutgefäßsystems um etwa Tag E9.5 der Mausentwicklung die Lymphangiogenese in einer Subpopulation von Endothelzellen beginnt. An der vorderen Kardinalvene scheint durch Expression des Transkriptionsfaktors *Prox1* und - weniger polarisiert - durch Expression des Oberflächenmarkers *LYVE-1* die Differenzierung zum Lymphgefäßendothel einzusetzen. Im weiteren Verlauf entstehen im Bereich der Zellen mit *Prox1*-Expression die ersten echten Lymphgefäßendothelzellen und sprossen polarisiert aus.

Untersuchungen zeigten, dass *VEGFR-3*, ein membranständiger Wachstumsfaktorrezeptor, in der frühen Embryonalentwicklung von Blutgefäßendothelzellen exprimiert wird, aber im Verlauf der Entwicklung nur noch auf Lymphgefäßendothelzellen vorkommt (Kukk et al. 1996). In der frühen Embryonalentwicklung von Mäusen unterscheiden sich Blut- und Lymphgefäßendothelzellen im Gegensatz zu späteren Entwicklungsphasen auch kaum in ihrem Expressionsmuster von *Laminin* und *CD34* (Sauter et al. 1998, Wigle et al. 2002). Erst in späteren Entwicklungsstadien wird die Expression dieser Merkmale hauptsächlich auf das Blutgefäßendothel beschränkt. Zugleich bleiben aber auch im ausdifferenzierten Zustand gemeinsame Merkmale, wie zum Beispiel die Expression von *CD31* und *von-Willebrand-Faktor*, erhalten.

Daraus lässt sich unter anderem die Vermutung ableiten, dass ausdifferenzierte Lymphgefäßendothelzellen und ausdifferenzierte Blutgefäßendothelzellen von gemeinsamen Vorläufer(endothel)zellen abstammen. Ebenso scheint die ab einem bestimmten Punkt irreversible strukturelle und funktionelle Ausdifferenzierung einer Endothelzelle variabel (pluripotent) zu sein und stark mit dem Expressionsmuster bestimmter Einzelmerkmale zu korrelieren. Beispielsweise hat man bei *in-vitro*-Untersuchungen an peripheren Blut- und Lymphgefäßendothelzellen die Expression von *Podoplanin*, *LYVE-1*, *VEGFR-3* und *SLC/CCL21* als spezifisch für peripheres Lymphgefäßendothel und *VEGFR-1* und *VEGFR-2* als spezifisch für Blutgefäßendothel gefunden. Im ausdifferenzierten Zustand unterscheiden sich Endothelzellen des peripheren Lymphsystems demnach klar von denen des Blutgefäßsystems und zeigen unter experimentellen Bedingungen keine spontane Tendenz zur Interkonversion (Kriehuber et al. 2001, Makinen et al. 2001, Jussila und Alitalo 2002).

In der Literatur finden sich unterschiedliche Ansichten über den Zusammenhang zwischen den embryonalen Lymphsäcken und den adulten lymphovenösen Übergängen. Laut Huntington und McClure (Huntington und McClure 1910) verlieren alle Lymphsäcke ihre Verbindung zu den Venen und stellen sie nur am Venenwinkel wieder her. Van der Putte (1975) zeigte mit Untersuchungen am Mausmodell, dass die lymphovenöse Verbindung am Venenwinkel eine von Anfang an durchgehend bestehende Struktur sein könnte (Putte 1975a).

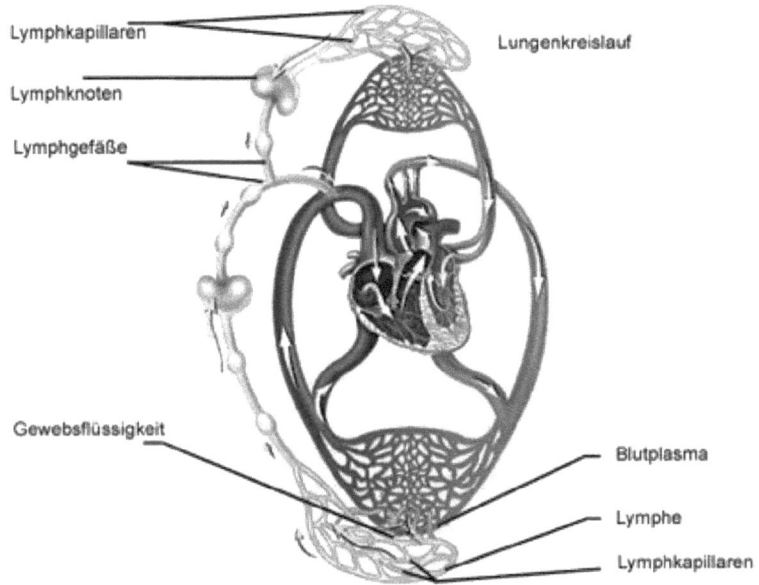

Abb. 1.3: Interaktion von Blut- und Lymphgefäßsystem, modifiziert nach www.healthdaily.com

1.2.2 Lokale Vaskulogenese *de novo*

Andere Arbeitsgruppen diskutieren eine vaskulogene Entwicklung des Lymphgefäßsystems, vergleichbar mit der des Blutkreislaufes. So können sich Vorläuferzellen des Lymphgefäßendothels im Mesenchym zwar in der Nachbarschaft, aber unabhängig von Venen entwickelten. Das daraus entstehende Lymphgefäßnetzwerk würde dann im späteren Verlauf Anschluss zum venösen System bekommen (Huntington und McClure 1910, Kampmeier 1912). Für diesen Ansatz spricht, dass in histologischen Serienschnitten ein direkter Übergang vom venösen in das entstehende Lymphgefäßsystem oft nicht erkennbar ist (Putte 1975b). Im Tiermodell kann so beispielsweise eine Bildung von Lymphgefäßen *de novo* aus sogenannten Lymphangioblasten stattfinden (Schneider et al. 1999). Die Entdeckung zirkulierender Endothelzellpopulationen, die sowohl spezifische Merkmale für das Lymph-, als auch das Blutgefäßendothel besitzen, und darüber hinaus auch klassische

Stammzellmerkmale aufweisen, deutet ebenfalls auf eine vom venösen System unabhängige Lymphangiogenese hin (Salven et al. 2003). Dies schließt jedoch einen gemeinsamen Ursprung des Blut- und Lymphgefäßsystems nicht aus. Ebenso wird diskutiert, ob unterschiedliche Abschnitte des Lymphsystems, ihren jeweiligen funktionellen Besonderheiten entsprechend, einen verschiedenen, etwa im venennahen Bereich eher venösen, in der Gewebeperipherie eher mesenchymalen Ursprung haben könnten (Jeltsch et al. 2003).

1.3 Struktureller Vergleich von Blut- und Lymphgefäßendothel

Bereits die Bezeichnung der beiden Zellarten gibt Hinweise auf deren Gemeinsamkeiten und Unterschiede. Bei beiden handelt es sich um Endothel, also um eine Zellschicht, die einen Hohlraum im Inneren des Körpers auskleidet, welcher unter physiologischen Bedingungen keine Verbindung zur Körperoberfläche hat. Die Hohlräume, die umschlossen werden, unterscheiden sich in dem in ihnen enthaltenen Medium und dessen physikalischen, physiologischen und biochemischen Eigenschaften, sowie den biologischen Funktionen. Entsprechend den spezifischen Eigenschaften und Funktionen dieses Mediums, mit dem sie interagieren, unterscheiden sich auch die beiden Endothelzellarten in ihrer Beschaffenheit.

Schon morphologisch unterscheiden sich Lymphgefäßendothelzellen von Blutgefäßendothelzellen durch ihre schmale, spindelartige Form von den im inaktiven Zustand flachen Blutgefäßendothelzellen, welche im aktivierten Zustand eine plumpe bis kuboide Form annehmen. Die Anwesenheit von Ankerfilamenten und die Abwesenheit von Perizyten und einer unter der Endothelzellschicht liegenden Basalmembran in der Umgebung von Lymphgefäßen stellen zusätzliche Abgrenzungsmerkmale des Lymphgefäßendothels gegenüber dem Blutgefäßendothel dar (Reis-Filho und 2003). Zusätzlich stehen in stetig wachsendem Umfang spezifische Antigene der jeweiligen Zellart immunhistologischen und molekularbiologischen

Nachweistechniken zur Verfügung, welche eine verlässliche Unterscheidung zwischen Blut- und Lymphgefäßendothel ermöglichen.

Im Folgenden werden noch einmal die wichtigsten sogenannten Pan-Endothelmarker sowie die wesentlichen Unterscheidungsmerkmale von Blut- und Lymphgefäßendothelzellen zusammengefasst.

1.3.1 Endothel generell

Zum generellen immunhistologischen und molekularbiologischen Nachweis von Endothelzellen hat sich als sogenannter Pan-Endothelmarker der *cluster of differentiation (CD)31*, auch *platelet endothelial cell adhesion molecule-1 (PECAM-1)* genannt, bewährt. Durch seinen Nachweis lässt sich am histologischen Schnitt Endothel zuverlässig von anderen Zellarten abgrenzen. Eine Ausnahme bilden hier Blutplättchen, Megakaryozyten, einige Lymphozyten, Monozyten und aktivierte Makrophagen, die gelegentlich *CD31* exprimieren (DeLisser et al. 1994, Vecchi et al. 1994, Newman 1997, McKenney et al. 2001).

Ebenfalls als Pan-Endothelmarker gelten der *von-Willebrand-Faktor (vWF, factor-VIII-related antigen)*, welcher von Endothelzellen, sowie Blutplättchen und Megakaryozyten exprimiert wird und in Endothelzellen in Form sogenannter Weibel-Palade-Körperchen gefunden werden kann und *Claudin-5*, ein tight-junction-protein (Belloni 1990, Mannucci 1998, Nitta et al. 2003).

1.3.2 Blutgefäßendothel

Neben den Pan-Endothelmarkern existieren zahlreiche sogenannte konstitutive Blutgefäßendothelmarker, insbesondere *CD34, CD105 (Endoglin), CD141 (Thrombomodulin), CD143 (angiotensin converting enzyme), PAL-E, Laminin,* und *VE-Cadherin (vascular endothelial cadherin),* deren Expression jedoch nur an einigen Endothelzellarten nachgewiesen wurde und zugleich nicht auf endotheliale Zellen begrenzt ist (Stella et al. 1995, Duff et al. 2003, Suzuki et al. 1987, Danilov et al. 1991, Bazzoni und Dejana 2004, Niemelä et al. 2005, Gory-Fauré 1999, Reis-Filho und Schmitt 2003).

Darüber hinaus sind viele Antigene dem immunhistologischen Nachweis zugänglich, welche nur von spezifisch aktivierten Blutgefäßendothelzellen exprimiert werden. Als Beispiel sind hier CD54 *(ICAM-1)*, CD102 *(ICAM-1)*, CD106 *(VCAM-1)*, CD62 *(E-selectin* und *P-selectin)*, *VEGFR (vascular endothelial growth factor receptor)-1* und *-2*, *Tie-1* und *-2* zu nennen (Springer 1990, Tedder 1995, Kansas 1996, Quinn et al. 1993, Peters et al. 1993, Mustonen und Alitalo 1995, Konstantopoulos und McIntire 1996, Puri et al. 1999).

1.3.3 Lymphgefäßendothel

Die Notwendigkeit der Abgrenzung des Lymphgefäßendothels von Blutgefäßendothel im histologischen Schnitt als diagnostische Herausforderung gibt seit Jahren zur Suche nach lymphspezifischen Endothelmarkern Anlass. Im Folgenden werden die wesentlichen spezifischen Merkmale zusammengefasst. Der mehrfach glykosylierte, aus zwei durch Disufidbrücken verbundenen Polypeptidketten aufgebaute Klasse-III Tyrosinkinase-Membranrezeptor *VEGFR-3* (*vascular endothelial growth factor receptor 3, FLT4*) von circa 180 kDa Grösse (Reis-Filho und Schmitt 2003), ein Mitglied der Familie der Tyrosin-Kinase-*VEGF*-Rezeptoren, das *VEGF-C* und *-D* bindet, galt lange als wichtiger lymphspezifischer Endothelmarker. Er schien nach einer Phase der Verbreitung im ganzen Körper während der Embryonalentwicklung im adulten Organismus auf die Lymphgefäßendothelzellen begrenzt zu sein. Im Verlauf der Erforschung dieses Antigens entdeckten verschiedene Arbeitsgruppen jedoch zahlreiche Gewebe, in denen *VEGFR-3* unter physiologischen oder pathologischen Bedingungen auch von anderen adulten Endothelzellen exprimiert wird, beispielsweise in den fenestrierten Kapillaren des Knochenmarkes, den Leber- und Milzsinusoiden, den Nierenglomerula, dem Plexus choroideus, einigen endokrinen Drüsen, in vaskulären Tumoren und in Bereichen der Wundheilung, wo Angiogenese stattfindet. Auch an Makrophagen wurde *VEGFR-3* gefunden (Kaipainen et al. 1993, Kaipainen et al. 1995, Kukk et al. 1996, Lymboussaki et al. 1998, Partanen et al. 1999a, Partanen et al. 1999b, Partanen et al. 2000, Kubo et al. 2000, Witmer et al. 2001, Skobe et al. 2001, Schoppmann et al. 2002, Reis-Filho und Schmitt 2003). Die Liganden von *VEGFR-3*, *VEGF-C* und *-D* sind Mitglieder der *VEGF*-Familie von Wachstumsfaktoren, die als hochkonservierte sekretorische Glykoproteine Vaskulogenese, Hämatopoese, Angiogenese, Lymphangiogenese und vaskuläre Permeabilität regulieren und in vielen physiologischen und pathologischen Prozessen eine Rolle spielen. Es wurde beispielsweise festgestellt, dass bestimmte Tumoren *VEGF-C* freisetzen und so auch über *VEGFR-3* ihre eigene Blutvaskularisierung vorantreiben, ähnliche Mechanismen werden auch auf die Lymphvaskularisierung bezogen postuliert (Joukov et al. 1996, Joukov et al. 1997, Cao et al. 1998, Witzenbichler et al. 1998, Marconcini et al. 1999, Valtola et al. 1999, Stacker et al. 2001, Pepper 2001, Jussila und Alitalo 2002, Byzova 2002, Pepper et al. 2003).

Der endozytotische Hyaluronsäure-Rezeptor *LYVE-1*, ein dem Oberflächenrezeptor *CD44* zu 41 % gleichendes, jedoch Hyaluronsäure mit höherer Spezifität bindendes, aus 322 Aminosäuren bestehendes Membranglykoprotein, ist seit einigen Jahren Gegenstand der Betrachtung hinsichtlich seiner vermuteten Lymphgefäßendothelspezifität. Auch hier ging man zunächst von der Annahme aus, ein auf Lymphgefäßendothel beschränktes Antigen entdeckt zu haben. Hoffnungsvoll stimmte diesbezüglich zum Beispiel die Entdeckung, dass *PAL-E* und *LYVE-1* an untersuchten Endothelzellen nie zugleich auftraten, was, wenn es auf alle Endothelzellen des Körpers übertragbar gewesen wäre, die Möglichkeit einer klaren Unterscheidbarkeit zwischen Blut- und Lymphgefäßendothel bedeutet hätte. Andere Untersuchungen zeigten jedoch, dass dies nicht der Fall ist, sondern *LYVE-1* auch von anderen Zellen, beispielsweise Kupfferschen Sternzellen, renalen Epithelzellen, kortikalen Neuronen, Zellen des exokrinen Pankreas, des Synzytiotrophoblasten, der Nebennieren, und insbesondere den Endothelzellen der Leber- und Milzsinusoide, Blutgefäßendothelzellen der Lunge und der Umbilicalvene exprimiert wird. Im Verlauf wurden auch bezüglich der Verbreitung des Antigens auf Lymphgefäßendothelzellen zum Teil widersprüchliche Beobachtungen gemacht. Es wurden sowohl *LYVE-1*-positive, als auch -negative Lymphkapillaren in Tumoren und in den diese umgebenden Geweben gefunden (Banerji et al. 1999, Jackson et al. 2001, Prevo et al. 2001, Carreira et al. 2001, Oliver und Detmar 2002, Podgrabinska et al. 2002).

Podoplanin (*E11-Antigen*), ein Membranmukoprotein der glomerulären Podozyten, wurde ebenfalls als spezifischer Lymphgefäßendothelzellmarker beschrieben, nachdem das Antigen an den Endothelzellen dermaler Lymphkapillaren gefunden worden war (Breiteneder-Geleff et al. 1997, Breiteneder-Geleff et al. 1999a, Breiteneder-Geleff et al. 1999b, Sleeman et al.

2001, Zimmer et al. 1999). Neben Lymphgefäßendothelzellen und Podozyten zeigten in anderen Untersuchungen aber auch Typ-I-Pneumozyten, Epithelzellen des Plexus choroideus, Osteozyten und Osteoblasten eine *Podoplanin*-Expression (Rishi et al. 1995, Wetterwald et al. 1996, Reis-Filho und Schmitt 2003).

Als Bestandteil der lymphgefäßendothelspezifischen Zell-Zell-Verbindung *Complexus adhaerens* stellt *Desmoplakin* einen lymphspezifischen Endothelmarker dar. Es ist hauptsächlich bekannt als ein konstitutioneller Bestandteil von Desmosomen epithelialer und nicht-epithelialer Gewebe. Seine Spezifität für lymphatische Endothelzellen in Abgrenzung gegenüber Blutgefäßendothelzellen wurde im Rahmen mehrerer Untersuchungen unabhängig voneinander bestätigt (Schmelz und Franke 1993, Schmelz et al. 1994, Ebata et al. 2001, Bazzoni und Dejana 2004).

Prox1, ein Transkriptionsfaktor-Gen, das während der embryonalen Lymphangiogenese eine unverzichtbare Funktion hat, gewann in den letzten Jahren ebenfalls als lymphspezifischer Endothelmarker an Bedeutung. Es wurde auch in nicht-endothelialen Zellen der Linse, des Herzens, der Leber, des Pankreas und des Nervensystems gefunden (Wigle und Oliver 1999, Wigle et al. 2002, Petrova et al. 2002, Jussila und Alitalo 2002, Wilting et al. 2002, Hong et al. 2002).

CD73 (*5'-Nucleotidase*) wurde ebenfalls als Lymphgefäßendothelmarker beschrieben (Kato et al. 2006, Ohtani und Ohtani 2008), wurde aber auch an Blutgefäßendothelzellen nachgewiesen (Takedachi et al. 2008).

1.4 Der Lymphknotensinus als Struktur- und Funktionseinheit

Im Zentrum der vorliegenden Arbeit stehen die den Lymphknotensinus begrenzenden und auskleidenden Zellen: Sinuswandzellen und Virgultumzellen, sowie deren strukturelle und molekulare Besonderheiten und spezielle Funktionen.

1.4.1 Die Problematik des Begriffes „Lymphendothel"

Der weit überwiegende Teil der bisherigen Publikationen über die Hohlräume des Lymphsystems bezog sich auf das die Lymphgefäße auskleidende Endothel. Merkmale dieses Zelltyps *in vivo* wurden an Lymphgefäßen von Gewebsschnitten aus diversen Körperregionen untersucht, *in-vitro*-Studien erfolgten auch an aus Lymphgefäßen isolierten Endothelzellen (Jussila und Alitalo 2002, Oliver und Detmar 2002, Reis-Filho und Schmitt 2003, Pepper et al. 2003, Jeltsch et al. 2003). Explizit an den begrenzenden und strukturbildenden Zellen der Lymphknotensinus durchgeführte Untersuchungen sind selten. Möglicherweise werden die Ergebnisse der Untersuchungen am Endothel der Lymphgefäße stillschweigend auf Hohlräume auskleidende Zellen des gesamten Lymphsystems übertragen, obwohl die den Sinus begrenzenden und auskleidenden Zellen von mehreren Autoren für immunakzessorische dendritische Zellen gehalten werden (Wacker 1994, Wacker et al. 1997). Diese hypothetische Verallgemeinerung wurde bisher jedoch nicht gezielt überprüft.

1.4.2 Definitionen der den Sinus begrenzenden und auskleidenden Zellen

In der Literatur werden die den Sinus begrenzenden und auskleidenden Zellen unterschiedlich definiert: es ist die Rede von Sinuswandzellen („sinus lining cells") (Compton und Raviola 1985, Wacker 1994, Gretz et al. 1997, Wacker et al. 1997, Middel et al. 2002) oder Sinusendothelzellen („sinus endothelial cells") (Crivellato und Mallardi 1998).

Wegen der an ein Netz erinnernden Morphologie wurde von uns kürzlich der Name Virgultum vorgeschlagen und für die Gesamtheit der Sinuswandzellen und intrasinusoidalen Zellen der Name Sinusendothel-/Virgultumzellen eingeführt (Moll et al. 2009). Eine strukturelle Besonderheit dieses Virgultums ist eine einzigartig komplexe und polymorphe Form von Zellverbindung, der so genannte *Syndesmos* aus der Gruppe der *complexus adhaerentes,* welche auch an Lymphgefäßendothelzellen gefunden wurden und im Unterschied zu interzellulären Verbindungen der Blutgefäßendothelzellen *Desmoplakin* zu ihren Bausteinen zählen. *Plakoglobin* und *Cadherin-5,* sowie laut jüngsten Ergebnissen *ZO-1* und *Claudin-5* sind ebenfalls Bestandteile des *Syndesmos,* der zugleich weder *Desmocollin*, noch *Desmoglein, Vinculin, α-Aktinin, E-* oder *M-Cadherin* enthält und sich dadurch von anderen Zell-Zell-Verbindungen allgemein und speziell denen zwischen follikulären dendritischen Zellen des Lymphknotens unterscheidet. Seine Eigenschaften machen ihn zu einer Mischform aus Macula adhaerens, Zonula adhaerens und Zonula occludens, die den spezifischen funktionellen Anforderungen an das Virgultum angepasst zu sein scheint, welches zugleich eine filternde und haltgebende Funktion hat (Schmelz und Franke 1993, Schmelz et al. 1994, Hämmerling et al. 2006). Aufgrund der Markerexpression stehen die Sinusendothel-/Virgultumzellen den Lymphgefäßendothelzellen nahe, ohne mit diesen völlig identisch zu sein.

1.5 Zielsetzung

Das Ziel der vorliegenden Arbeit war es, die morphologischen und molekularen Eigenschaften der Sinusendothel-/Virgultumzellen beim Menschen zu erhellen und als Grundlage weitergehender funktioneller Untersuchungen eine Anreicherung und Kultivierung *in vitro* durchzuführen.

Zunächst sollten deshalb immunhistochemische Untersuchungen der Sinus humaner Lymphknoten aus den wesentlichen Körperregionen *in vivo* anhand einer Reihe spezifischer Markermolekülen durchgeführt werden, die zum Teil bereits etablierte Blut- bzw. Lymphgefäßendothelmarker sind. Dann sollten auch neu in der Literatur beschriebene oder entwickelte Lymphgefäßendothelmarker hierzu benutzt werden.

Darauf aufbauend sollte unter Berücksichtigung der Befunde *in vivo* ein Verfahren zur Anreicherung und Kultivierung von Primärzellen aus humanem Lymphknotengewebe *in vitro* erarbeitet werden, um diese Zellart weiteren Untersuchungsverfahren zugänglich zu machen.

Die Ergebnisse dieser Arbeit wurden innerhalb von drei aufeinander folgenden Phasen erhoben.

In der ersten Phase galt es, durch die immunhistochemische Analyse menschlicher Lymphknoten aus verschiedenen Körperregionen einen Überblick über regionale Besonderheiten der Lymphknoten hinsichtlich des Anteils und der Dichte von Sinusendothel-/Virgultumzellen zu bekommen. Hierzu wurden unter Verwendung ausgewählter Virgultum- und Endothelmarker insgesamt 32 Lymphknoten-Präparate aus sechs verschiedenen Körperregionen untersucht.

Die zweite Phase diente der vertieften immunhistochemischen Analyse menschlicher Lymphknoten aus der im Rahmen der ersten Phase als besonders geeignet erwiesenen Körperregion mit relativ hohem Anteil an dicht liegenden Sinusendothel-/Virgultumzellen.

In Phase drei wurden vitale immunaffinitätsangereicherte Sinusendothel-/Virgultumzellen aus humanen Lymphknoten *in vitro* untersucht.

2 Material und Methoden

2.1 Geräte und Hilfsmittel

2.1.1 Allgemeine Geräte

Magnetrührer (Janke & Kunkel, Staufen, Deutschland)
pH-Meter (WTW, Weilheim, Deutschland)
Laborwaagen (Kern & Sohn, Balingen-Frommern, Deutschland)
Kühl- und Gefriergeräte (Liebherr, Biberach an der Riss, Bosch, Gerlingen-Schillerhöhe, Deutschland)
Vortex (IKA, Staufen, Deutschland)

2.1.2 Immunhistochemie und Immunfluoreszenz

Einbettautomat VIP (Sacura, Japan)
Wasserbäder (GFL, Burgwedel, Deutschland)
Mikrotom SM 2000 R (Leica, Bensheim, Deutschland)
Superfrost R plus Objektträger (Menzel-Gläser, Braunschweig, Deutschland)
Inkubationsschränke (Ehret, Emmendingen, Deutschland)
Mikrowellengerät (Panasonic, Hamburg, Deutschland)
Sequenza Färbesytem (Shandon, Frankfurt, Deutschland)
Mikroskope: Lichtmikroskop Leica DMRB (Leica, Bensheim, Deutschland), Fluoreszenzmikroskop Axioplan2 (Zeiss, Göttingen, Deutschland)
Digitale Mikroskopiekameras: Leica DFC 320 incl. IM50 Basissoftware (Leica, Bensheim, Deutschland), Hamamatsu ORCA-ER (Hamamatsu, Herrsching am Ammersee, Deutschland)

2.1.3 Zellkultur

Präparationsbesteck
Zellkulturbrutschrank CB 210 (Binder, Tuttlingen, Deutschland)
Wasserbad (Memmert, Schwabach, Deutschland)

Sicherheitswerkbank LaminAir (Holten, Dänemark)
Zentrifuge Varifuge 3,0R (Kendro-Heraeus, Berlin, Deutschland)
Zählkammer nach Neubauer (Brand, Wertheim, Deutschland)
Magnetischer Zellsortierer VarioMACS-Gerät und Zubehör (Miltenyi Biotec, Bergisch Gladbach, Deutschland)
Zytospin-Zentrifuge Cytospin 3 (Shandon, Frankfurt, Deutschland)
Einwegverbrauchsmaterial: Kulturschalen, Pipetten, Plastikröhrchen, sonstige Gefäße (Falcon, Schott Duran, Nunc, Cellstar, Menzel-Gläser, Eppendorf)
Mikroskop Axioplan 2 incl. Durchlicht- und Fluoreszenzeinrichtung (Zeiss, Oberkochen, Deutschland)
Inversmikroskop Axiovert 25 (Zeiss, Oberkochen, Deutschland)
Kamera ORCA-ER incl. Simple PCI Basissoftware (Hamamatsu, Geldern, Deutschland)

2.1.4 Molekularbiologie

Tischzentrifuge Picofuge (Kendro-Heraeus, Berlin, Deutschland)
Agarosegelkammern und Netzgeräte (Biorad, München, Deutschland)
Geldokumentation incl. EASY Win Basissoftware (Herolab, Wiesloch, Deutschland)
Acrylamidelektrophorese- und Nassblotkammern (Hoefler, Freiburg, Deutschland)
Horizontalschüttler (Technikabteilung des Klinikums Marburg, Deutschland)
Schüttelinkubator Certomat IS (Sartorius, Göttingen, Deutschland)
Mikrobiologischer Inkubationsschrank (Heraeus, Hanau, Deutschland)
PCR-Gerät (DNAengine, MJResearch via Biozym, Oldendorf, Deutschland)
Diverse Pipetten und Pipettierhilfen
Einwegverbrauchsmaterial: Pipettenspitzen, Reaktionsgefäße (0,2 ml, 0,5 ml, 1,5 ml, 2 ml)

2.2 Puffer und Lösungen

10x PBS-Puffer		160	g	NaCl
		4	g	KCl
		23,3	g	Na_2PO_4 x 2 H_2O
		4	g	KH_2PO_4
	ad	2	l	Aqua dest.
	pH	7,4		

10x TBS-Puffer		53	g	NaCl
		12	g	Tris HCl
	ad	1	l	Aqua dest.
	pH	7,4		

Zur Herstellung von 1x TBST-Puffer wird zum 1x TBS- Puffer 0,1 % Tween 20 (w/v) zugegeben.

0,5 M Tris-HCl-Puffer		60,57	g	Tris HCl
	ad	1	l	Aqua dest.
	pH	7,4		

Die Gebrauchslösung ist 0,05 M, 1:10 verdünnt mit Aqua dest.

10 mM Na-Citrat-Puffer		2,941	g/l	tri-Na-Citrat-Dihydrat
	pH	6,0		

0,1 % Trypsinlösung (Stammlösung)		300	mg	Trypsin
		300	mg	$CaCl_2$
	ad	300	ml	0,05 M Tris-HCl-Puffer
	pH	7,8		

0,001 % Trypsinlösung		1	ml	Stammlösung
	ad	100	ml	0,05 M Tris-HCl-Puffer

2 % MP-PBS		2	g	Magermilchpulver
	ad	100	ml	PBS
PBS/7 mM EDTA		7	ml	0,5 M EDTA
	ad	500	ml	PBS
PBS/2 mM EDTA/0,5 % BSA		2	ml	0,5 M EDTA
		2,5	g	BSA
	ad	500	ml	PBS
2x Laemmli Probenpuffer		40	mM	Dithiothreitol
		250	mM	Tris-HCl (pH 6,8)
		0,2	%	Bromphenolblau (w/v)
		20	%	Glycerin (v/v)
		6	%	Natriumdodecylsulfat (w/v)
Laemmli Sammelgel		125	ml	Tris-HCl (pH 6,8)
		2-3,9	%	Acrylamidlösung (30 %)
		0,1	%	Ammonium-peroxodisulfat (w/v)
		0,1	%	Natriumdodecylsulfat (w/v)
		0,01	%	TEMED (v/v)
Laemmli Trenngel		375	mM	Tris-HCl (pH 8,8)
		8-12	%	Acrylamidlösung (30 %)
		0,7	%	Ammonium-peroxodisulfat (w/v)
		0,1	%	Natriumdodecylsulfat (w/v)
		0,03	%	TEMED (v/v)

Laemmli Laufpuffer	25	mM	Tris-HCl (pH 6,8)
	192	mM	Glycin
	0,1	%	Natriumdodecylsulfat (w/v)
Nassblot-Transferpuffer (10x)	200	mM	Borsäure
	10	mM	EDTA (pH 8,8)
Puffer A (1 l)	100	mM	NaH_2PO_4
	10	mM	Tris·Cl
	6	M	GuHCl
	pH		8,0
Puffer B (1 l)	100	mM	NaH_2PO_4
	10	mM	Tris·Cl
	8	M	Harnstoff
	pH		8,0
Puffer C	wie B		
	pH		6,3
Puffer D	wie B		
	pH		5,9
Puffer E	wie B		
	pH		4,5

Den Puffern A bis E wird vor Gebrauch β-Mercaptoethanol ad 20mM zugegeben.

2.3 Enzyme und Chemikalien

Nicht näher beschriebene Chemikalien und Enzyme sowie Antikörper (in Analysenqualität) wurden bezogen von:

Acris (Hiddenhausen, Deutschland)
Ambion (Huntingdon, UK)
Amersham-Buchler (Braunschweig, Deutschland)
Becton Dickinson Immunocytometry Systems (San Jose, CA, USA)
Biomedicum (Helsinki, Finnland)
BioRad (München, Deutschland)
Clonetics (San Diego, CA, USA)
Dako Cytomation (Hamburg, Deutschland)
DPC Biermann - Acris (Bad Nauheim, Deutschland)
Dunn Labortechnik - NeoMarkers (Asbach, Deutschland)
Gibco/Invitrogen (Karlsruhe, Deutschland)
Merck (Darmstadt, Deutschland)
Miltenyi Biotec (Bergisch Gladbach, Deutschland)
PAA (Cölbe, Deutschland)
ProSciTech (Queensland, Australien)
R&D Systems GmbH (Wiesbaden-Nordenstadt, Deutschland)
Serva (Heidelberg, Deutschland)
Sigma (München, Deutschland)
Promega (Heidelberg, Deutschland)
Qiagen (Hilden, Deutschland)
Roche (Mannheim, Deutschland)
Schleicher & Schuell (Dassel, Deutschland)
Vector (Burlingame, CA, USA)
Zymed (Berlin, Deutschland)

Einzelne Antikörper wurden uns freundlicherweise von den Arbeitsgruppen von Prof. Dr. W. W. Franke (Heidelberg, Deutschland) und PD Dr. Gert Zimmer (Hannover, Deutschland) zur Verfügung gestellt.

2.4 Biologisches Material

Bei den in Phase eins und zwei verwendeten, in Paraffin fixierten Lymphknoten handelte es sich um Archivmaterial aus dem Institut für Pathologie der Universität Marburg. Die in Phase drei verwendeten Zellen stammten aus frischen iliakalen Lymphknoten.

In Phase eins wurden monoklonale Antikörper gegen den Sinusendothel-/Virgultummarker *Desmoplakin*, die Endothelmarker *CD31* und *CD34*, sowie ein Antiserum gegen das tight-junction-Protein *Claudin-5* verwendet.

Für die vertieften Untersuchungen in den Phasen zwei und drei kamen zusätzlich Antikörper bzw. –seren gegen die als lymphendothelspezifisch geltenden Antigene *Podoplanin* und *VEGFR-3*, sowie die Endothelantigene *CD141*, *CD143* und den *von-Willebrand-Faktor* zur Anwendung. Ein Antiserum gegen den als lymphspezifisch geltenden Hyaluronrezeptor *LYVE-1* wurde für die Analysen dieser Arbeit eigens hergestellt, da es zum Zeitpunkt der experimentellen Arbeiten noch nicht kommerziell verfügbar war.

Bei den verwendeten frischen menschlichen Lymphknotenanteilen handelte es sich um intraoperativ gewonnenes Material aus der Klinik für Urologie im Klinikum der Philipps-Universität Marburg, das im Rahmen der Routine-Schnellschnitt-Diagostik dem Institut für Pathologie zugesandt wurde. Nach der diagnostischen Evaluation standen anonymisierte nicht mehr genutzte Gewebebestandteile zur experimentellen Arbeit zur Verfügung. Es wurden keine personenbezogenen Daten für die Studie genutzt, welche somit als anonymisierte Studie an Archivmaterial anzusehen ist.

2.5 Immunhistochemische Analyse

2.5.1 Gewebevorbereitung

Von in Paraffin eingebetteten Lymphknoten mit umliegendem Bindegewebe werden am Mikrotom etwa 5 µm dicke Schnitte angefertigt, die auf haftbeschichtete Objektträger aufgezogen werden. Anschließend werden sie im Wasserbad bei 60 °C geglättet und im Inkubationsschrank bei 60 °C über Nacht getrocknet.
Bei Bedarf erfolgt die Lagerung im kühlen, dunklen und trockenen Milieu.
Die nachfolgende Behandlung erfolgt in 200 ml-Glasküvetten bzw. im Sequenza-System (Shandon).
Die Schnitte werden je 3x für 10 min in Xylol entparaffiniert und in einer absteigenden Alkoholreihe (100 %, 96 %, 70 % und 50 % Ethanol) hydriert.
Endogene Gewebeperoxidasen werden blockiert, indem die Schnitte 30 min lang in 200 ml Methanol mit 6 ml 30 % H_2O_2 inkubiert werden.
Nach kurzem Spülen mit Aqua dest. wird für einige der genutzten Antikörper durch definierte Mikrowellenbehandlung das Gewebe aufgelockert, um so die durch die Formalinbehandlung maskierten Epitope wieder zugänglich zu machen. Die Schnitte werden dafür in 10 mM Na-Citrat-Puffer 3 bis 5x je 5 min lang bei 600 Watt erhitzt. Die Anzahl der Zyklen variiert in Abhängigkeit von den verwendeten Antikörpern. Um ein Austrocknen des Gewebes zu verhindern, wird zwischen den Zyklen der Puffer ergänzt. Nach der Mikrowellenbehandlung kühlen die Schnitte für etwa 15 min bei Raumtemperatur ab, bevor sie mit TBS-Puffer gespült werden.
Für einige der genutzten Antikörper schließt sich nun ein Gewebeandau mit einer 0,001 %-igen Trypsinlösung an. Insbesondere im Falle einer vorher nicht erfolgten Mikrowellenbehandlung wird dieser Schritt bisweilen in einer 0,1 %-igen Trypsinlösung durchgeführt. Die Schnitte werden dazu für 10 bis 15 min bei 37 °C in der entsprechenden Trypsinlösung inkubiert. Danach wird erneut mit Aqua dest. gespült.
Im Anschluss werden die Schnitte im Sequenza-System mit 4 Tropfen Blocking-Lösung (Vector)/ml PBS 15 min lang vorbehandelt, um das endogene Biotin abzusättigen. Für einige Antikörper (siehe Tabelle 2.1) werden die folgenden

Schritte in PBS/2 % Magermilchpulver als Verdünnungs- und Spüllösung durchgeführt.

Nach erneutem Spülen mit PBS wird jeder Schnitt 20 min lang mit 100 µl Normalserum (1:10 verdünnt in PBS) inkubiert, um unspezifische Bindungsstellen abzusättigen.

Anschließend können die Schnitte mit den entsprechenden Antikörpern inkubiert werden.

2.5.2 Antigennachweis und Dokumentation

Je Schnitt werden 100 µl des Primärantikörpers (siehe Tabelle 2.1) in entsprechender Verdünnung zugegeben. Die Inkubation erfolgt dann für 1 bis 20 h bei 37 °C. Nach Spülen mit PBS folgt die 30-minütige Inkubation mit je 100 µl des entsprechenden Sekundärantikörpers (1:100 in PBS verdünnt). Zur Signalverstärkung ist an die verwendeten Sekundärantikörper Biotin gebunden, das später für die Färbung genutzt wird. Ungebundene Sekundärantikörper werden durch eine weitere Spülung mit PBS entfernt. Die Weiterverarbeitung erfolgt bei allen Schnitten mit Lösungen ohne Magermilchpulver.

Mit je 100 µl Avidin-Biotin-Komplex(ABC)-Lösung (20 µl Komponente A und 20 µl Komponente B in 1000 µl PBS, Vector) werden die Schnitte nun 30 min lang inkubiert. Nach einem Spülvorgang mit PBS werden sie aus dem Sequenza-System entnommen. Die Färbereaktion wird nun wiederum in Glasküvetten durchgeführt, wobei das an den ABC-Komplex gebundene Enzym Peroxidase die Reaktion katalysiert. Zu 200 ml einer Farbstofflösung (1 mg/ml 3,3'-Diaminobenzidin in 0,05 M Tris-HCl-Puffer) werden 100 µl einer 30%igen H_2O_2–Lösung gegeben. Nach etwa 5 bis 10 min wird die Reaktion durch gründliches Spülen mit zunächst Leitungswasser und abschließend Aqua dest. gestoppt. Zu besseren Gewebedarstellung erfolgt eine Gegenfärbung mit Mayers Hämalaun (1:5 in Aqua dest.), gefolgt von einem gründlichen Spülvorgang mit Wasser.

Zum Abschluss werden die Schnitte in einer aufsteigenden Alkoholreihe (50 % 70 %, 96 %, 100 % Ethanol) dehydriert und nach dreimaliger Inkubation für je 5 min in Xylol mit Entellan eingedeckt.

Die Schnitte sind danach bei dunkler Lagerung mehrere Jahre lang haltbar.

Die lichtmikroskopische Auswertung erfolgt unter Verwendung von Objektiven mit 10-, 20-, 40- und 63-facher Vergrößerung. Zur Dokumentation wird ein Fotomikroskop verwendet.

Tabelle 2.1: Primärantikörper und -seren für die Immunhistochemie an Paraffinschitten

Antikörper bzw. -serum	Verdünnung	Mikrowelle	Trypsin	Milchpulver	Hersteller
Anti-**CD31** Klon JC-AOA,	1:100	3 x 5 min	-	+	Dako
Anti-**CD34** Klon QBend-10	1:50	3 x 5 min	-	+	Dako
Anti-**Desmoplakin** Klon DP 2.17	1:3	4 x 5 min	+(0,001%)	-	Progen Biotechnik, Heidelberg
Anti-**Claudin-5** Rabbit	1:200	5 x 5 min	+(0,001%)	-	Zymed
Anti-**CD141** Klon 141CD1	1:100	-	+(0,1%)	+	Dunn/ Neomarkers
Anti-**CD143** Klon 3C5	1:30	3 x 5 min	+(0,001%)	+	DPC Biermann – Acris
Anti-**vWF** Rabbit	1:300	-	+(0,1%)	-	Dako
Anti-**VEGFR-3** Goat	1:10	4 x 5 min	+(0,05%)	-	R&D Systems
Anti-**LYVE-1** Rabbit	1:50	3 x 5 min	+(0,001%)	-	Für diese Arbeit hergestellt.
Anti-**Podoplanin**	1:50	3 x 5 min	+(0,001%)	-	Acris

2.6 Zellkultur

Arbeiten im Rahmen der Zellkultur finden, sofern nicht anders beschrieben, unter sterilen Bedingungen statt, frisch hergestellte Lösungen werden vor Gebrauch steril filtriert.

2.6.1 Gewebevorbereitung

Iliakale Lymphknotenbestandteile mit umliegendem Bindegewebe werden bis zur Verarbeitung in physiologischer NaCl-Lösung transportiert. Die kurze Zwischenlagerung (etwa 10 bis 15 min) bis zur durchgehend sterilen Verarbeitung erfolgt in kalter (4 °C) steriler PBS/7 mM EDTA-Lösung.

Es wird zunächst bindegewebiges Kapselmaterial und Fettgewebe der Lymphknoten abpräpariert und verworfen. Die Lymphknoten werden erneut in kalter PBS/7 mM EDTA-Lösung gespült und anschließend mit Pinzette, Präpariernadel und Skalpell makroskopisch zerkleinert. Das Gewebematerial wird in 20 ml kalter PBS/7 mM EDTA-Lösung gespült und anschließend für 10 min bei 1000 rpm abzentrifugiert. Pro 10 ml Kulturschale wird etwa 1 cm^3 zerkleinertes Lymphknotengewebe in 10 ml warmem (37 °C) DMEM (Dulbecco's modified Eagle's medium) suspendiert, das je 1 mg/ml Collagenase-Type-III- und Dispase-Lösung (Gibco), sowie insgesamt 100 µl Penicillin/Streptomycin (Gibco) enthält. Die Schalen werden dann über Nacht bei 37 °C, ca. 98 % Luftfeuchtigkeit und 5 % CO_2 im Zellkulturbrutschrank inkubiert.

Am darauffolgenden Tag wird der Inhalt der Schale zunächst durch mehrmaliges Auf- und Abpipettieren in kleiner werdenden serologischen Pipetten (20, 10 und 5 ml) erneut durchmischt und dadurch die enzymatische Gewebezersetzung unterstützt. Die Zellsuspension wird nach weiteren 30 min aus der Schale entnommen, die Schale zweimal mit je 10 mL warmer PBS/7 mM EDTA-Lösung nachgespült und die gesamte Suspension (incl. Spülflüssigkeit) durch ein steriles Edelstahlsieb mit einer Maschengröße von etwa 100 µm von faserigen Bindegewebebestandteilen befreit. Das Sieb wird ebenfalls mit 20 ml warmer PBS/7 mM EDTA-Lösung gespült und die Zellen anschließend 10 min lang bei 1000 rpm abzentrifugiert. Es schließt sich ein abermaliges Spülen der freigesetzten Zellen an. Nach 10-minütigem Zentrifugieren bei 1000 rpm werden die Zellen in warmem EGM (endothelial growth medium, Clonetics) resuspendiert und in 10 ml Kulturschalen ausplattiert. Nach Inkubation für weitere 3 h im Brutschrank zur Restitution der Zelloberflächenmerkmale erfolgt die Weiterverarbeitung.

2.6.2 Zellseparation

Die Suspension restituierter Zellen in EGM wird aus der Petrischale entnommen und diese zweimal mit je 10 ml warmer PBS/7 mM EDTA-Lösung gespült. Der Inhalt der Kulturschale und die Spülflüssigkeit werden für 10 min bei 1000 rpm zentrifugiert und die Zellen anschließend in 20 ml kalter PBS/2 mM EDTA/0,5 % BSA-Lösung resuspendiert. Die Zugabe von BSA dient der Hemmung der Zellaggregation. Es folgen zwei weitere Spülvorgänge in dieser Lösung und die Bestimmung der Zellzahl in einer Neubauerkammer.

Je etwa 10^8 Zellen werden 100 µl Primärantikörper eingesetzt. Eine entsprechende Zellzahl wird in 900 µl kalter PBS/2 mM EDTA/0,5 % BSA-Lösung resuspendiert, mit 100 µl Primärantikörper gegen *CD34* (Miltenyi Biotec), an den paramagnetische Partikel gekoppelt sind, gemischt und für etwa 30 min auf Eis inkubiert.

Danach werden die Zellen zweimal mit je 20ml kalter PBS/2 mM EDTA/0,5 % BSA-Lösung gewaschen und dann in 6 ml dieses Puffers resuspendiert. Die Separation der markierten Zellen wird nun direkt im Anschluss vorgenommen. Dazu wird die Zellsuspension durch eine entsprechende Aufreinigungssäule (Typ LS+), welche in das VarioMACS-Gerät eingesetzt ist, gegeben. Markierte Zellen werden nun in der Säule zurückgehalten, während unmarkierte Zellen passieren und ausgewaschen werden können. Diese letztere Fraktion enthält entsprechend *CD34*-negative Zellen. Durch Entfernen der Säule aus dem Magnetfeld des VarioMACS-Gerätes werden abschließend die bislang zurückgehaltenen *CD34*-positiven Zellen aus der Säule eluiert. Diese Zellen werden abzentrifugiert, in EGM resuspendiert und in Kulturschalen ausplattiert.

Die *CD34*-negativen Zellen der Durchflussfraktion werden nach einem Spülvorgang in 880 µl kalter PBS/2 mM EDTA/0,5 % BSA-Lösung resuspendiert. Da gegen das Oberflächenantigen *CD31* keine Primärantikörper verfügbar sind, die mit paramagnetischen Partikeln gekoppelt sind, muss zur

Aufreinigung dieser Zellen eine indirekte Methode verwendet werden. Hierzu werden die *CD34*-negativen Zellen mit 120 µl PE-markiertem Anti-*CD31*-Antikörper (Becton Dickinson Immunocytometry Systems) gemischt und wie oben beschrieben inkubiert. Nach dieser Behandlung werden die nun *CD31*-markierten Zellen mit einem gegen den PE-Bestandteil des Primärantikörpers gerichteten Zweitantikörper inkubiert, der seinerseits mit paramagnetischen Partikeln versehen ist. Hierdurch wird eine Aufreinigung der *CD31*-positiven Zellen entsprechend der vorher beschriebenen Methode möglich.

So können die *CD34*-negativen Zellen in zwei Fraktionen getrennt werden, eine *CD31*-positive und eine *CD31*-negative Zellfraktion. Sowohl *CD34*-negative/*CD31*-positive Zellen, als auch *CD34*-negative/*CD31*-negative Zellen werden in EGM in Kultur genommen.

2.6.3 Passage und Lagerung

Das Nährmedium wird je nach Zelldichte im Zeitabstand von 2 bis 5 Tagen erneuert.

Bei Konfluenz der Zellkolonien erfolgt die Passage der Zellen. Dazu wird das vorhandene Medium abgesaugt und die Schale mit etwa 10 ml PBS/7 mM EDTA-Lösung gewaschen. Die Waschlösung wird abgesaugt und die Schalen mit etwa 5 ml vorgewärmter Accutase-Lösung (PAA) befüllt. Nach etwa 10min Inkubation im Brutschrank (mikroskopische Kontrolle der Lösung der Zell-Zellverbindungen) wird die Enzymreaktion durch Zugabe von 5 ml EGM gestoppt, die Schale zweimal mit je 10 ml PBS gespült und die gesamte Suspension 10 min lang bei 1000 rpm zentrifugiert. Die Zellen werden dann in 20 ml EGM resuspendiert und auf zwei neue Kulturschalen verteilt.

Um Primärzellen niedriger Passagen für spätere Kultur und Untersuchung zur Verfügung zu behalten, werden überschüssige Zellen eingefroren. Dazu werden sie nach der oben beschriebenen Accutase-Behandlung und einem Spülvorgang in 1,8 ml EGM mit 10 % DMSO/10 % FKS resuspendiert, in Cryo-Röhrchen überführt und langsam auf –80 °C abgekühlt. Danach werden die Röhrchen zur Langzeitlagerung in flüssigen Stickstoff überführt.

Um die Zellen danach wieder in Kultur zu nehmen, werden die Röhrchen aus der flüssigen Stickstoff-Phase in Eis überführt und unter fließendem kaltem Wasser zügig aufgetaut. Zum Entfernen des zytotoxisch wirkenden DMSO wird der Inhalt eines Röhrchens in 10 ml EGM suspendiert und sofort zentrifugiert. Die Zellen werden dann in EGM resuspendiert und in Kulturschalen ausplattiert. Die weitere Kultivierung erfolgt wie beschrieben.

2.7 Immunfluoreszenzanalyse

2.7.1 Vorbereitung der Zellen

Für Untersuchungen der aufgereinigten Zellen mittels indirekter Immunfluoreszenzanalyse werden Kulturschalen mit sterilen, polierten Deckgläsern beschickt, auf denen die entsprechenden Zellen ausgesät und kultiviert werden.

Nach Absaugen des Mediums werden die Deckgläser unter sterilen Bedingungen aus den Kulturschalen entnommen und die darauf befindlichen Zellen durch Spülen in kaltem (-20 °C) Methanol für 5 min fixiert. Anschließend wird für etwa 1 min mit eiskaltem (-20 °C) Aceton gespült. Nach dem Lufttrocknen erfolgt die Lagerung bei -20 °C.

2.7.2 Antigennachweis und Dokumentation

Die fixierten Zellen werden zunächst in 0,1 % PBS/Triton X-100 (Sigma) gespült und anschließend in einer feuchten Kammer für 30 bis 60 min bei 37 °C mit dem Primärantikörper in geeigneter Verdünnung inkubiert (siehe Tabelle 2.2). Sofern nicht anders bezeichnet, handelt es sich dabei um die gleichen Antikörper wie in Tabelle 2.1 beschrieben.

Tabelle 2.2 Primärantikörper und -seren für die Immunfluoreszenzanalyse

Antikörper bzw. -serum	Verdünnung	Hersteller
Anti-**CD31**	1:20	Dako
Anti-**CD34**	1:20	Dako
Anti-**Desmoplakin**	1:1	Progen Biotechnik
Anti-**Claudin-5**	1:100	Zymed
Anti-**CD141**	1:50	Dunn/Neomarkers
Anti-**CD143**	1:150	DPC Biermann – Acris
Anti-**vWF** Rabbit	1:500	Dako
Anti-**VEGFR-3** Goat	1:20	R&D Systems
Anti-**LYVE-1** Rabbit	1:20	selbst hergestellt
Anti-**Podoplanin**	1:20	Acris

Bei Doppelfärbungen erfolgt die gleichzeitige Inkubation mit einem Cocktail der beiden Primärantikörper. Nach dreimaligem Spülen in PBS/Triton für je 15 min schließt sich die 30-minütige Inkubation mit dem fluoreszenzmarkierten Sekundärantikörper in geeigneter Verdünnung bei Raumtemperatur an. Bei Doppelfärbungen wird, unterbrochen von einem Spülvorgang, jeweils separat mit dem entsprechenden Sekundärantikörper inkubiert. Nach einem abschließenden Spülvorgang (3 x 15 min) werden die Objekte mit Fluoromount-G eingedeckt. Die Lagerung erfolgt dunkel und kühl. Auswertung und Dokumentation erfolgen am Fluoreszenzfotomikroskop.

2.8 Immunbiochemischer Proteinnachweis

2.8.1 Isolierung von Gesamtprotein aus Zellen

Von den Zellen einer konfluenten 10 ml Kulturschale wird das Medium entfernt und diese anschließend zweimal mit PBS gespült. Anschließend wird 1 ml einfach konzentrierter Laemmli-Probenpuffer auf den Zellrasen gegeben und die Zellen mit einem Gummischaber geerntet. Die lysierten Zellen werden in ein Eppendorf-Gefäß überführt, 5 µl Benzonase (Merck) zugegeben, die

Suspension gemischt und für 30 min bei 37 °C inkubiert. Anschließend wird das Gesamtprotein für 10 min bei 95 °C denaturiert und bei –20 °C gelagert. Vor der Weiterverarbeitung ist eine erneute Denaturierung nötig.

2.8.2 Eindimensionale Auftrennung von Proteinen

Bei Proteinen mit einem relativen Molekulargewicht (M_r) von mehr als 30.000 wurde das von Laemmli (Laemmli 1970) beschriebene Gelsystem benutzt. Als Standardgrößenmarker werden die Proteingemische „SDS-6H" oder „SDS-7L" (Sigma) verwendet und parallel mit den zu analysierenden Proben aufgetragen. Die Proteine werden für 5 min auf 95 °C erhitzt und auf SDS-Polyacrylamidgelen (SDS-PAGE) elektrophoretisch getrennt. Sollen die Proteine nach erfolgtem Lauf sichtbar gemacht werden, so wird das Färbesystem „EZBlue Gel Staining" (Sigma), welches ein modifiziertes System der Coomassie-Färbung darstellt, nach Herstellerangaben benutzt.

2.8.3 Transfer von Protein auf eine Trägermatrix

Um durch Gelelektrophorese getrennte Proteine einem immunbiochemischen Nachweis zugänglich zu machen, werden die Proteine auf Nitrozellulose (BA-S 85, Schleicher & Schuell) übertragen. Das dazu benutzte Verfahren ist ein modifiziertes Nassblotverfahren nach Herrmann & Wiche (Herrmann und Wiche 1987). Nach der elektrophoretischen Auftrennung der Proteine wird das SDS-Gel in Transferpuffer für 10 min equilibriert. Der Aufbau der Transfereinheit erfolgt gemäß der Herstellerangabe des Nassblotsystems. Die zusammengebaute Transfereinheit wird in die Nassblotkammer überführt, mit Transferpuffer überschichtet und bei folgenden Stromstärken transferiert: mit 100 mA beginnend wird alle 10 min die Stromstärke um jeweils 100 mA bis auf 500 mA erhöht und der Proteintransfer erfolgt dann für 1 bis 2 h. Zur Kontrolle des Transfers wird die Nitrozellulosemembran im Anschluss mit Ponceau S (Sigma) gefärbt und trocken zwischen Filterpapieren gelagert.

2.8.4 Immunbiochemischer Nachweis von matrixgebundenem Protein (Western Blot)

Die an die Nitrozellulose gebundenen Proteine werden durch spezifische Antikörper detektiert, die ihrerseits durch einen Sekundärantikörper nachgewiesen werden, an den eine enzymatische Gruppe gebunden ist. Der Bindungsnachweis erfolgt durch einen enzymvermittelten Substratumsatz, bei dem Licht abgegeben wird. Das verwendete System ist das „Enhanced ChemoLuminescence System" (ECL, Amersham-Buchler).

Zunächst wird die Nitrozellulosemembran für ca. 1 h mit TBST-Puffer/5 % Milchpulver blockiert. Dann erfolgt die Zugabe des Primärantikörpers in geeigneter Verdünnung in TBST-Puffer/5 % Milchpulver. Im Anschluss wird dreimal 10 min mit TBST-Puffer gewaschen und ein geeigneter Zweitantikörper (speziesspezifisch, gekoppelt mit Meerrettichperoxidase) in TBST-Puffer/5 % Milchpulver in geeigneter Verdünnung zugegeben. Dann wird erneut dreimal für je 10 min mit TBST-Puffer gewaschen. Abschließend wird mit dem Chemolumineszenz-Substrat für 1 min inkubiert, die Membran in Haushaltsfolie gewickelt und zur Dokumentation mit Röntgenfilmen exponiert.

2.9 Molekularbiologie

Die im Folgenden beschriebenen molekularbiologischen Experimente wurden mit dem Ziel der Expression von rekombinantem *LYVE-1*-Protein zur Antikörperherstellung durchgeführt.

2.9.1 Präparation von Gesamt-RNA

Etwa 10^7 Zellen (entsprechend einer konfluent bewachsenen Kulturschale von 10 cm Durchmesser) werden mit PBS gewaschen. Zur anschließenden Aufreinigung der Gesamt-RNA wird das „RNeasy Mini"-System (Qiagen) nach Angaben des Herstellers verwendet. Die Zellen werden mit ca. 1 ml RLT-Puffer (mit β-Mercaptoethanol) lysiert. Das Lysat wird anschließend mit einem Gummischaber gesammelt und zur Homogenisierung in eine kleine

Zentrifugensäule „QIAShredder" (Qiagen) überführt und zentrifugiert. Der Durchfluss wird dann mit der gleichen Menge 70 %-igem Ethanol gemischt, auf die „RNeasy" Minisäule gegeben und zentrifugiert. Bei diesem Schritt binden die Nukleinsäuren an die Säulenmatrix. Die Säule wird nun mit 700 µl Waschpuffer RW1 mit einem Zentrifugationsschritt gewaschen. Es folgt ein zweiter Waschschritt mit 500 µl des Waschpuffers RPE. Dieser Waschschritt wird einmal wiederholt. Abschließend wird zum Entfernen restlicher Ethanolspuren die Säule abermals zentrifugiert und kurz luftgetrocknet. Die Elution der gebundenen Gesamt-RNA erfolgt mit 50 µl RNase-freiem Wasser. Die Konzentration der RNA wird photometrisch bestimmt.

2.9.2 Herstellung eines cDNA-Pools aus Gesamt-RNA

Zur Durchführung einer RT-PCR wird RNA in sogenannte copy-DNA (cDNA) revers transkribiert. Hierzu wird der „RETROscript Kit" (Ambion) verwendet. Die Verwendung erfolgt nach Herstellerangaben. 2 µg der aufgereinigten Gesamt-RNA werden zusammen mit 2 µl „random-Decamers", wobei es sich um Oligonukleotide statistischer Zufallssequenz von 10 Basen Länge handelt, zu einem Endvolumen von 12 µl mit Wasser aufgefüllt. Dieser Ansatz wird kurz zentrifugiert und für 3 min auf 85 °C erhitzt. Dann wird abermals kurz abzentrifugiert und der Ansatz auf Eis gestellt. Zu diesem Ansatz werden dann 2 µl 10xRT-Puffer, 4 µl dNTP-Mix, 1 µl RNase-Inhibitor und 1 µl reverse Transkriptase (MMLV-RT) gegeben. Nach vorsichtigem Mischen wird für 1 h bei 42 °C inkubiert, woran sich eine weitere Inkubation bei 55 °C für 30 min anschließt. Die Reaktion wird schließlich durch Erhitzen auf 92 °C für 10 min beendet und der Ansatz bei –20 °C gelagert. Dieser cDNA-Pool steht nun für PCR-Analysen zur Verfügung.

2.9.3 Amplifikation von cDNA

Je PCR-Ansatz werden 0,5 µl des cDNA-Pools entnommen, 5 µl 10x PCR-Puffer, 100 ng (ca. 25 pmol) jedes Amplimers (5'- und 3'-Primer), 5 µl dNTPs (2 mM) und bis zu 2,5 U Taq-Polymerase (Roche) zugesetzt. Das Endvolumen beträgt 50 µl. Die PCR wird in einem PCR-Gerät „DNA Engine" (MJResearch, Biozyme) durchgeführt. Die Bedingungen der PCR waren wie folgt: zunächst 5 min, 94 °C, die folgenden drei Schritte wurden 35-fach wiederholt: 92 °C, 30 sec, 58 °C, 1 min, 72 °C, 30 sec. Abschließend wurde für 5 min bei 72 °C inkubiert. Verwendet wurden folgenden Oligonukleotide (InVitrogen, Karlsruhe): LYVE-1-1: 5'-TTT *GAA TTC GGA TCC* GCA GAA GAG CTT TCC ATC CAG GT-3', LYVE-1-2: 5'-TTT *GAA TTC AAG CTT* ACC CAG CAG CTT CAT TCT TGA ATG-3' (kursiv gekennzeichnet sind artifiziell angefügte Erkennungsstellen der Restriktionsendonukleasen *Eco*RI, *Bam*HI, *Hind*III). 5 bis 10 µl jeder Reaktion werden auf einem Agarosegel analysiert. Nach erfolgreicher Amplifikation wird das PCR-Produkt mittels des DNA-Aufreinigungssystems „QIAquick PCR Purification Kit" (Qiagen) in Zentrifugationssäulen aufgereinigt. Der restliche Ansatz der PCR-Reaktion wird mit 5 Volumen PB-Puffer gemischt, auf eine Zentrifugationssäule gegeben und kurz zentrifugiert. Anschließend wird die Säule mit 750 µl PE-Puffer durch Zentrifugation gewaschen. Nach kurzem Trockenzentrifugieren wird die Säule an der Luft zur restlosen Entfernung von Ethanol getrocknet. Schließlich wird mit etwa 30 µl EB-Puffer das PCR-Produkt aus der Säule eluiert.

2.9.4 Klonierung der PCR-Fragmente in einen Plasmid-Vektor

Zur Klonierung von PCR-Fragmenten wird das PCR-Klonierungssystem „pGEM-T Easy Kit" (Promega) verwendet. 3 µl des aufgereinigten PCR-Produktes wird mit 5 µl 2x Ligationspuffer, 1 µl pGEM-T-Easy-Vektor versetzt und gemischt. Der Ligationsansatz wird dann für mindestens 1 h bei Raumtemperatur inkubiert. 2 µl dieses Ansatzes werden dann in ein frisches Eppendorf-Reaktionsgefäß überführt. Hierzu werden 25 µl transformationskompetenter Bakterien (E. coli JM 109, im System enthalten) gegeben, der Ansatz gemischt und für etwa 30 min auf Eis inkubiert. Es schließt sich eine Hitzeschockbehandlung der Bakterien für 45 sec bei 42 °C an. Danach wird der Ansatz wieder für 2 min auf Eis gegeben. Im Anschluss werden 950 µl SOC-Medium zu den Bakterien gegeben und für 1 h unter Schütteln bei 37 °C inkubiert. 200 µl dieses Ansatzes werden schließlich auf LB-Agar-Platten (200 µg/ml Ampicillin) ausplattiert und über Nacht bei 37 °C inkubiert.

2.9.5 Isolierung von Plasmid-DNA aus Bakterien

Die auf Selektionsplatten gewachsenen Bakterien werden mittels eines sterilen Zahnstochers in Röhrchen überführt, die mit 2,5 ml antibiotikumhaltigen Mediums gefüllt sind, und unter Schütteln über Nacht bei 37 °C inkubiert. Am folgenden Tag wird diese Flüssigkultur in Eppendorf-Reaktionsgefäße überführt und die Bakterien für 5 min bei 5000 rpm sedimentiert. Der Überstand wird verworfen. Die Isolierung der Plasmid-DNA aus den Bakterien erfolgt mit dem „QIAprep Spin MiniPrep Kit" (Qiagen). Die sedimentierten Bakterien werden mit 200 µl P1-Puffer (mit RNase) resuspendiert. Dann werden 200 µl P2-Puffer zugegeben und kurz gemischt. Schließlich wird durch Zugabe von 350 µl N3-Puffer bakterielles Protein ausgefällt. Das Präzipitat wird durch Zentrifugation für 10 min von der DNA-haltigen, wässrigen Phase getrennt. Diese wird anschließend auf Zentrifugationssäulen gegeben und zentrifugiert. Die Säulen werden dann zunächst mit je 500 µl PB- und PE-Puffer gewaschen. Nach kurzem Trocknen an der Luft wird die Plasmid-DNA mit 50 µl EB-Puffer eluiert. Die Analyse der isolierten Plasmid-DNA erfolgt mittels Restriktionsverdaus und anschließender Agarosegelelektrophorese. Plasmide, die ein DNA-Fragment der zu erwartenden Größe beinhalten, werden sequenziert. Die Richtigkeit der Sequenzen wird durch Vergleich der erhaltenen Sequenz mit Sequenzen ermittelt, die in allgemein zugänglichen Datenbanken hinterlegt sind (BLAST-N-Programm des NCBI). Diejenigen Klone, welche den hinterlegten Sequenzen vollkommen entsprechen, werden für die Herstellung rekombinanten Proteins verwendet.

2.9.6 Herstellung von rekombinantem Protein in Bakterien

Zur Herstellung von rekombinantem Protein *LYVE-1* in Bakterien muss zunächst das für richtig erachtete DNA-Fragment in einen prokaryontischen Expressionsvektor umkloniert werden. Dazu werden die verwendeten PCR-Primer mit artifiziellen Restriktionsschnittstellen versehen. In der Regel wird am 5'-Ende die Erkennungssequenz vom Restriktionsenzym *Bam*H I und am 3'-Ende die von *Hind* III (beide Roche) verwendet (unter Wahrung des Leserahmens). Aus den unter 2.9.5 aufgereinigten Plasmidvektoren wird durch Restriktionsverdau mit den beiden Enzymen das DNA-Fragment freigesetzt und durch Agarosegelelektrophorese vom Vektor getrennt. Das DNA-Fragment wird unter Verwendung des „QIAquick Gel Extraction Kit" (Qiagen) aus der Agarose isoliert. Dazu wird das DNA-Fragment mit einer sterilen Skalpellklinge möglichst knapp aus der Agarose ausgeschnitten, der Agaroseblock in ein Eppendorf-Reaktionsgefäß überführt und mit etwa 500 µl QG-Puffer versetzt. Dieser Ansatz wird unter Schütteln bei 50 °C für etwa 10 min inkubiert. Anschließend wird die Suspension auf Zentrifugationssäulen überführt und zentrifugiert. Nach Waschen mit 750 µl PE-Puffer wird die Säule luftgetrocknet und die DNA mit etwa 30 µl EB-Puffer eluiert. Das DNA-Fragment wird dann mit einem *Bam*H I/*Hind* III verdauten, prokaryontischen Expressionsvektor der pQE-Reihe ligiert. Die Transformation dieser Ligation erfolgt in kompetente E. coli-Bakterien des Stammes M15[pREP4] auf Kanamycin- (25 µg/ml) und Ampicillin- (200 µg/ml) haltige LB-Agarplatten. Nach Inkubation bei 37 °C über Nacht wird eine Vorkultur von 50 ml LB-Mediums (Kanamycin- und Ampicillin-haltig) mit einer der gewachsenen Kolonien beimpft. Nach Inkubation bei 37 °C über Nacht wird eine Hauptkultur von 400 ml (mit Kanamycin, Ampicillin) in einer Verdünnung von 1:50 überimpft. Die Hauptkultur wird bis zu einer OD_{600} von 0,4 bei 37 °C angezüchtet. Dann wird durch Zugabe von IPTG (Endkonzentration 1 mM) die Expression des rekombinanten Proteins in den Bakterien induziert. Vor der Induktion und nach 1 h, 2 h, 3 h und 4 h wird aus der Kultur jeweils 1 ml entnommen, die Bakterien durch Zentrifugation sedimentiert und in 750 µl Aqua dest. resuspendiert. Dieser Suspension werden 250 µl 4x Laemmli-Probenpuffer zugesetzt. Sie wird dann für 5 min auf 97 °C erhitzt. Die Zeitpunktproben werden bis zur späteren Analyse bei −20 °C gelagert. Nach 4 h wird die Hauptkultur zentrifugiert und das Bakterienpellet bis zur späteren Verwendung ebenfalls bei −20 °C gelagert.

2.9.7 Aufreinigung des rekombinanten Proteins aus Bakterien

Die Aufreinigung des rekombinanten Proteins erfolgt mittels Affinitätsreinigung unter denaturierenden Bedingungen. Alle im Folgenden benutzten Puffer werden vor Benutzung mit β–Mercaptoethanol (20 mM Endkonzentration) versetzt. Das Bakterienpellet wird je nach Menge in bis zu 30 ml Puffer A für 1 h resuspendiert. Anschließend wird die Suspension für 20 min bei 14000x g zentrifugiert und der Überstand mit 6 ml der 50 %-igen Ni-NTA-Agarose versetzt und für 1 h unter Rühren inkubiert. Diese Suspension wird auf eine Einwegsäule gegeben. Nach Absetzen der Ni-NTA-Agarose wird die Säule mit einer Fritte verschlossen. Zunächst wird das Säulenmaterial mit 10 ml Puffer A gewaschen, dann in 10 ml Puffer B umgepuffert. Im Anschluss wird mit 30 ml bis 50 ml Puffer C gewaschen. Die Elution erfolgt zunächst mit 10 ml Puffer D, der in jeweils 1,5 bis 2 ml großen Fraktionen gesammelt wird. Dann erfolgt eine weitere Elution mit 10 ml Puffer E, der ebenfalls in 1,5 bis 2 ml großen Fraktionen gesammelt wird. Jeweils 5 µl aus allen gesammelten Fraktionen werden dann photometrisch auf ihren Proteingehalt analysiert. Es wird dazu der „Bio-Rad Proteinassay" (BioRad) nach Bradford (Bradford 1976) gemäß Herstellerangaben verwendet. Die 5 µl werden auf 800 µl mit Aqua dest. aufgefüllt und mit 200 µl der 5-fach konzentrierten Färbelösung versetzt. Nach kurzer Inkubation wird die Färbung photometrisch bei 595 nm bestimmt. Als Referenz dient eine Standardreihe bekannter BSA-Konzentrationen, die parallel photometrisch vermessen wird.

2.9.8 Immunisierung von Kaninchen

Je Kaninchen wird für die erste Immunisierung 150 µg aufgereinigtes rekombinantes Protein auf ein Volumen von 225 µl mit PBS-Puffer aufgefüllt. Dieser Lösung wird die gleiche Menge Kompletten Freundschen Adjuvans (Sigma) zugesetzt und beide Flüssigkeiten werden durch mehrfaches Aufziehen und Ablassen in einer Spritze möglichst gut emulgiert. Vor der Immunisierung wird dem Tier ca. 1 ml Präimmunserum aus der Ohrvene entnommen. Die Emulsion wird dem Tier an zwei bis drei verschiedenen Stellen am Rücken subkutan appliziert. Nach drei bis vier Wochen wird das Tier abermals immunisiert (erste Booster-Injektion), diesmal jedoch wird anstelle des Kompletten Freundschen Adjuvans Inkomplettes Freundsches Adjuvans verwendet. Die Booster-Injektionen werden insgesamt bis zu viermal wiederholt. Ab der zweiten Booster-Injektion wird dem Tier Testblut aus der Ohrvene entnommen und der Titer an spezifischen Antikörpern bestimmt. Wird der Titer an spezifischem Antikörper als ausreichend erachtet, wird das Tier durch zervikale Dislokation getötet und entblutet. Das Serum wird dann durch Zentrifugation vom Koagulat abgetrennt, mit 0,01 % Na-Azid versetzt und bei – 20 °C gelagert.

2.9.9 Aufreinigen spezifischer Antikörper aus Immunseren

Zum Aufreinigen der spezifischen Antikörper aus den gewonnenen Seren wird das gleiche Antigen benutzt, welches bereits zur Immunisierung eingesetzt wurde. Es handelt sich hierbei um eine modifizierte Methode nach Hammerl et al. (1993). Etwa 500 µg bis zu 1 mg rekombinanten Proteins werden in einem präparativen SDS-Polyacrylamidgel aufgetrennt und anschließend auf Nitrozellulose elektrotransferiert. Nach kurzem Anfärben der Nitrozellulose mit Ponceau S (Sigma) wird das transferierte Protein möglichst knapp ausgeschnitten. Die Nitrozellulose wird unter flüssigem Stickstoff in einem Mörser zu Pulver zerrieben und in ein Eppendorf-Gefäß überführt. Anschließend wird die Nitrozellulose mit 5 % Milchpulver in TBST-Puffer für mindestens 1 h blockiert. Danach wird die Nitrozellulose sedimentiert, der Überstand verworfen und mehrfach mit jeweils 1 ml TBST-Puffer gewaschen. Zur Nitrozellulose werden dann 100 bis 200 µl des zu reinigenden Serums gegeben, auf 1 ml mit TBST-Puffer aufgefüllt und für mindestens 2 h unter Schütteln inkubiert. Dann wird die Nitrozellulose durch Zentrifugation abgetrennt und der Überstand aufbewahrt. Die nun an die Matrix gebundenen spezifischen Antikörper werden zehnmal mit TBST-Puffer gewaschen. Das Lösen der spezifischen Antikörper von ihrem Antigen erfolgt durch Zugabe von 1 ml 0,1M Glycin-Puffers (pH 2,8) für ca. 1 min. Die Nitrozellulose wird sedimentiert und der Überstand in ein Eppendorf-Gefäß überführt, in welches 41 µl 1 M Tris-HCl-Puffer (pH 9,5) zur Neutralisation vorgelegt sind. Dieser Elutionsschritt wird bis zu dreimal wiederholt. Jede Fraktion wird mit proteasefreiem BSA auf 0,5 % Endkonzentration aufgefüllt. Das Austesten der aufgereinigten Antikörper auf Spezifität und Konzentration erfolgt durch geeignete Methoden (Immunfluoreszenz- bzw. immunbiochemische Analyse).

3 Ergebnisse

Die im Folgenden vorgestellten Ergebnisse wurden, wie bereits in der Einleitung erwähnt, innerhalb von drei aufeinander folgenden Phasen erhoben.

3.1 Immunhistochemische Untersuchungen an Lymphknoten

In diesem Abschnitt werden die Herstellung des Antiserums gegen LYVE-1 und die Ergebnisse aus den Phasen eins und zwei beschrieben und dargestellt.

3.1.1 Herstellung eines Antiserums gegen LYVE-1

Da zur Zeit der Durchführung der vorliegenden Arbeit weder ein spezifischer monoklonaler Antikörper, noch ein entsprechendes polyklonales Serum gegen den Lymphendothelmarker *LYVE-1* verfügbar waren, wurde ein spezifisches Serum gegen ein Proteinteilfragment des menschlichen *LYVE-1* in Versuchstieren hergestellt.

3.1.1.1 Klonierung eines cDNA-Teilfragmentes von humanem LYVE-1

Zur Bereitstellung eines entsprechenden Antigens zur Immunisierung der Versuchstiere sollte zunächst der nahezu komplette extrazelluläre Bereich des menschlichen *LYVE-1* (Abbildung 3.1) in Bakterien rekombinant hergestellt werden.

Die kommerziell bezogenen, synthetischen Oligonukleotide LYVE 1-1 (Position 168 bis 191 der publizierten cDNA-Sequenz, Banerji et al., 1999) und LYVE 1-2 (revers-komplementär zur Position 763 bis 787) wurden in einer Polymerase-Kettenreaktion (PCR, siehe 2.9.3) eingesetzt. Als Matrizenvorlage in der PCR-Reaktion diente eine cDNA, die aus aus humanem Lymphknotengewebe isolierter Gesamt-RNA durch eine reverse Transkriptionsreaktion (siehe 2.9.2) hergestellt worden war.

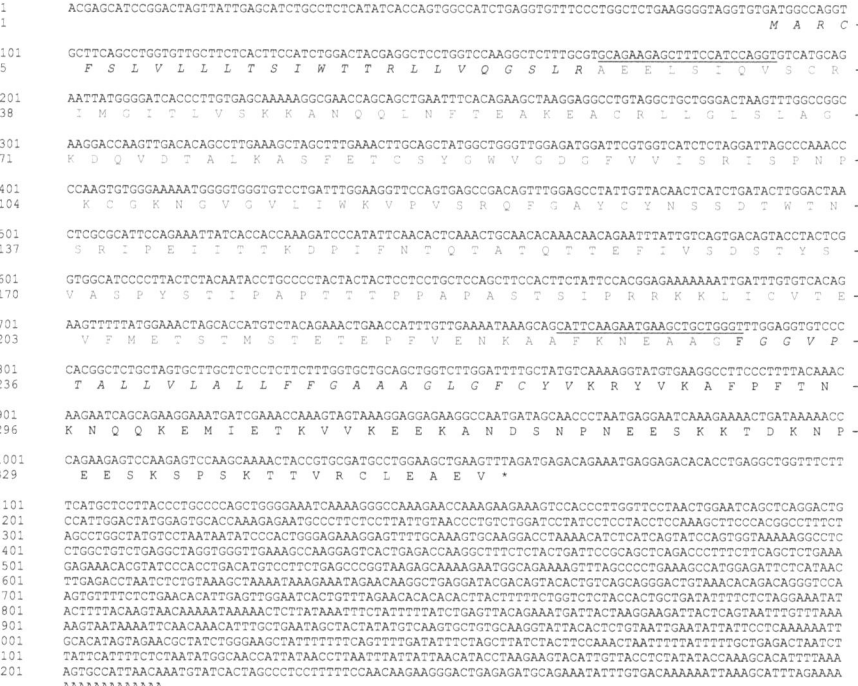

Abb. 3.1: cDNA-Sequenz und abgeleitete Aminosäuresequenz des menschlichen LYVE-1

Die Nukleotidsequenz (obere Reihe) und die abgeleitete Aminosäuresequenz (untere Reihe, Ein-Buchstaben-Code) des menschlichen *LYVE-1* vom ersten Methionin an, wie von Banerji et al. (1999) publiziert (GenBank-Zugangsnummer AF118108). In der Nukleotidsequenz sind die Sequenzbereiche unterstrichen, von den sich die Oligonukleotiden LYVE 1-1 bzw. -2 ableiten. In der Aminosäure ist mit rot der Bereich hervorgehoben, der als rekombinantes Protein zur Immunisierung benutzt wurde, kursiv markiert die Vorläufersequenz bzw. der vermutliche Transmembranbereich des Proteins.

Unter den beschriebenen PCR-Bedingungen (siehe 2.9.3) wurde aus dem „cDNA-pool" ein spezifisches DNA-Fragment von etwa 600 Basenpaaren amplifiziert. Das PCR-Produkt wurde aus der Reaktion aufgereinigt (siehe 2.9.3) und mit der Restriktionsendonuklease *Eco*RI unter optimalen Bedingungen inkubiert. Entsprechende Erkennungsstellen für dieses Enzym wurden artifiziell an den 5'-Enden der verwendeten Oligonukleotide (siehe 2.9.3) angefügt, und konnten nun dazu benutzt werden, dass PCR-Fragment mit kohäsiven Enden für die anschließende Klonierung in einen Plasmidvektor zu versehen. Das so behandelte PCR-Fragment wurde aus der Restriktionsreaktion aufgereinigt und mit einem entsprechend vorbereiteten Plasmidvektor in einer Ligationsreaktion eingesetzt (siehe 2.9.4). Schließlich wurde ein Teil der Ligationsreaktion in transformationskompetente E.coli-Bakterien eingebracht und auf geeigneten Selektionsagarplatten inkubiert.

Zwölf gewachsene Einzelkolonien wurden zufällig von der Selektionsplatte ausgewählt und die Plasmid-DNA aus mit den Kolonien beimpften Flüssigkulturen isoliert. Abbildung 3.2 zeigt Aliquots der isolierten Plasmid-DNA nach der Restriktion mit dem Enzym *Eco*RI und der anschließenden Auftrennung der Fragmente mittels Agarosegelelektrophorese. Alle zwölf isolierten Plasmid-Vektoren beinhalten ein Insert-Fragment von etwa 600 Basenpaaren.

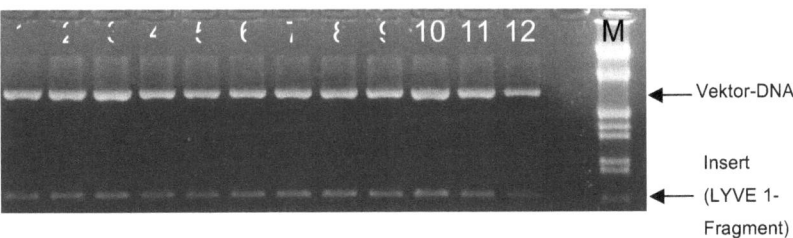

Abb. 3.2: Agarosegelelektrophoretische Auftrennung von restringierten Plasmidpräparationen

Das PCR-Produkt für das LYVE-1 cDNA-Fragment wurde mit einem Plasmidvektor ligiert und nach Transformation in kompetente Bakterien die Plasmid-DNA aus zwölf einzelnen Bakterienkolonien isoliert. Ein Aliquot der Plasmid-DNA wurde mit dem Restriktionsenzym *Eco*RI inkubiert und die DNA anschließend in einem 1 %-igen Agarosegel elektrophoretisch getrennt (Spuren 1 bis 12). Neben dem Vektorfragment (rechte Seite, Vektor-DNA, ca. 3.000 Basenpaare), findet sich auch ein entsprechendes Fragment von etwa 600 Basenpaaren, welches dem klonierten LYVE 1-PCR-Fragment entspricht. Spur M: DNA Größenstandard (Lambda-DNA, EcoRI/HindIII restringiert)

Von den positiven Plasmiden wurden sechs DNA-Präparationen zufällig ausgewählt und durch einen kommerziellen Anbieter die Sequenzanalyse durchgeführt und die Nukleotidsequenzen der klonierten DNA-Fragmente bestimmt. Alle hieraus erhaltenen Sequenzen stimmten zu 100 % mit der veröffentlichten Sequenz überein (nicht gezeigt).

3.1.1.2 Herstellung von rekombinantem Protein und Immunisierung von Versuchstieren

Zur Expression des Polypeptides in Bakterien wurde das *LYVE-1* cDNA-Fragment aus dem Klonierungsvektor mittels der Restriktionsnukleasen *Bam*HI und *Hind*III isoliert und in den ebenso restringierten, prokaryontischen Expressionsvektor pQE30 (Qiagen, Hilden) ligiert, in kompetente Bakterien transformiert und schließlich auf geeignete Selektionsagarplatten ausgebracht. Hierdurch wurde dem *LYVE-1*-Fragment im passenden Leserahmen eine (His)$_6$-Markierung an seinem aminoterminalen Ende angefügt, die eine Aufreinigung des rekombinanten Proteins mittels Affinitätschromatographie ermöglicht.

Von den gewachsenen Bakterienkolonien wurde wiederum aus zwölf zufällig ausgewählten Klonen die Plasmid-DNA isoliert und die Richtigkeit der Klonierung mittels Restriktionsverdau und Agarosegelelektrophorese überprüft. Alle zwölf isolierten Plasmide beinhalteten das gewünschte DNA-Fragment (nicht gezeigt) und eines dieser Konstrukte wurde in den bakteriellen Expressionsstamm (*E.coli*, Stamm M15[pREP4]) eingebracht und diese auf geeignete Selektionsagarplatten plattiert.

Mit einer Kolonie, die auf dieser Selektionsagarplatte gewachsen war, wurde eine Flüssigkultur beimpft. Aus den hierbei gewachsenen Bakterien erfolgte die Aufreinigung der rekombinanten Proteine (siehe 2.9.7).
In Abbildung 3.3 ist der zeitliche Verlauf der Expression des rekombinanten Proteins zu verschiedenen Zeitpunkten nach Induktion dargestellt, ebenso das Elutionsprofil des rekombinanten Proteins nach der Affinitätsaufreinigung.

Es ist deutlich zu sehen, dass eine prominente Proteinbande erst nach Induktion der Expression auftritt (* in T0 bis T3 in Abb. 3.3).

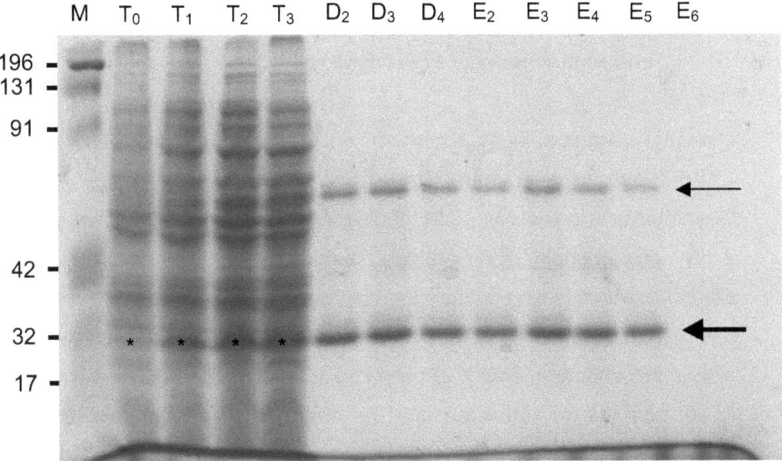

Abb. 3.3: Auftrennung und Coomassie-Färbung von Gesamtproteinextrakten aus Bakterien mittels SDS-PAGE vor und nach Induktion der Expression, sowie von Elutionsfraktionen des rekombinanten Proteins nach dessen Affinitätsaufreinigung

Aus Aliquots einer Bakterienkultur, die mit dem Expressionsplasmid für das rekombinante Protein transformiert waren, wurde vor Induktion (T_0) und nach 1, 2 und 3 Stunden (T_1 bis T_3) der Expression Gesamtproteinextrakte hergestellt und mittels SDS-PAGE getrennt. Deutlich tritt nach Induktion eine prominente, zusätzliche Proteinbande auf (mit * in T_0 bis T_3 markiert). Ebenfalls sind Aliquots des aufgereinigten rekombinanten Proteins der Elutionsfraktion (D2 bis D4, sowie E2 bis E5) aufgetrennt. Eine Proteinbande, die etwa dem berechneten Molekulargewicht von ca. 32 kDa (großer Pfeil am rechten Rand) entspricht, konnte aufgereinigt werden. Eine weitere Bande von größerem Molekulargewicht (dünner Pfeil am rechten Rand) wurde ebenfalls mit aufgereinigt. Hierbei handelt es sich vermutlich um multimere Formen des rekombinanten Proteins.

Das rekombinante Protein wurde nun zur Immunisierung von zwei Kaninchen eingesetzt (siehe 2.9.8) und nach Abschluss der Immunisierung die Antiseren aus den Tieren gewonnen.

Zur Erhöhung der Spezifität wurde das als vielversprechend erachtete Serum aus Tier II einer Affinitätsreinigung unterzogen. Dazu wurde das zur Immunisierung eingesetzte Antigen, welches an Nitrozellulose gebunden war, (siehe 2.9.9) eingesetzt.

3.1.1.2 Charakterisierung der gewonnenen Antiseren mittels immunbiochemischer Analyse

Um nachzuweisen, dass das hergestellte Antiserum das gesuchte Antigen *LYVE-1* spezifisch erkennt, wurde aus HMEC-1-Zellen (Bouïs et al. 2001) Gesamtprotein gewonnen. Das gewonnene Rohserum wurde wie unter Punkt 2.9.9 beschrieben am Antigen aufgereinigt und die ersten beiden Elutionsfraktionen hiervon für den Nachweis verwendet. Hierbei wurde durch das gereinigte Antiserum ein spezifisches Polypeptid erkannt, welches mit einem molekularen Gewicht von etwa 60 kDa migriert. Dies entspricht auch dem in der Literatur zu findenden Wert für das glykosylierte Protein (Banerji et al. 1999). Man konnte somit davon ausgehen, dass die Immunglobuline ausreichend spezifisch sind.

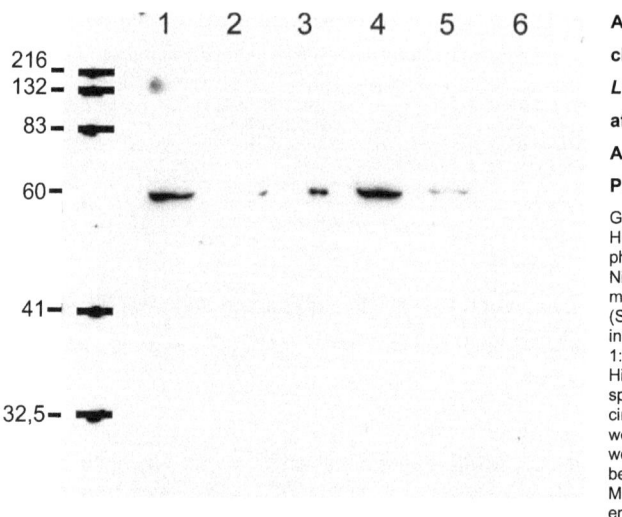

Abb. 3.4: Immunbiochemischer Nachweis von *LYVE-1* mit dem affinitätsgereinigten Antiserum gegen dieses Protein

Gesamtprotein der Zelllinie HMEC-1 wurde gelelektrophoretisch getrennt, auf Nitrozellulose übertragen und mit den Elutionsfraktionen 1 (Spuren 1-3) und 2 (Spuren 4-6) in Verdünnungen von 1:100, 1:200 und 1:400 analysiert. Hierdurch konnte ein spezifisches Polypeptid von circa 60 kDa nachgewiesen werden (siehe Grössenmarker), welches dem in der Literatur beschriebenen Molekulargewicht für LYVE-1 entspricht

3.1.2 Übersichtsanalysen von Lymphknoten unterschiedlicher Körperregionen

In den folgenden Abschnitten werden die Ergebnisse aus Phase 1 dargestellt. Diese unterscheiden sich von Körperregion zu Körperregion hauptsächlich in der Breite der Sinus bezogen auf den Gesamtquerschnitt des Lymphknotens, sowie der Dichte der Sinusendothel-/Virgultumzellen. Eine weitere variierende Größe war der Anteil *CD34*-positiver Virgultumzellen am Sinusquerschnitt. Ansonsten zeigten die Lymphknoten der verschiedenen Körperregionen ein einheitliches Reaktionsmuster bezüglich der verwendeten Antikörper gegen *CD31*, *Desmoplakin* und *Claudin-5*.

Namentlich war dieses bei *CD31* homogen linear als Korrelat einer gleichmäßig membranständigen Verteilung des Antigens. Bei den *CD34*-positiven Zellen war ein vergleichbares Muster vorhanden. Die *Desmoplakin*-positiven Zellen zeigten eine lineare bis plaqueförmige Verteilung des Antigens als Korrelat des Complexus adhaerens, dessen Bestandteil das Antigen darstellt. *Claudin-5* war auf den Zellen homogen punktförmig verteilt.

3.1.2.1 Zervikale Lymphknoten

Die untersuchten Lymphknoten aus der Halsregion variierten bezüglich der Sinusbreite zwischen 5 und 20%. Die Sinusendothel-/Virgultumzellen der Sinus waren locker bis mäßig dicht angeordnet. Wie bei den Endothelzellen der Lymph- und Blutgefäße zeigte sich auch bei Sinusendothel-/Virgultumzellen eine durchgehend starke Expression von *CD31* und *Claudin-5*. Der Antikörper gegen Desmoplakin reagierte verlässlich mit Sinusendothel-/Virgultumzellen, einem Teil der Lymphgefäßendothelzellen und follikulären dendritischen Zellen. *CD34*, ein an Blutgefäßendothelzellen durchgehend nachgewiesenes Antigen, konnte überraschend auch an der Oberfläche eines geringen Anteils der Virgultumzellen nachgewiesen werden.

Tabelle 3.1: Reaktionsmuster an Lymphknoten zervikaler Herkunft.
„Breite" entspricht der Sinusbreite bezogen auf den Gesamtquerschnitt des Lymphknotengewebes, „Dichte" bezieht sich auf die Dichte der Virgultumzellen im Sinus.

DIAGNOSE	BEFUNDE	BREITE	DICHTE	ANTIGEN	SINUS-ENDOTHEL/ VIRGULTUM	LE	BE	SHC	FDC
Hypopharynx-karzinom	intrakapsuläre Metastase Sinus-histiozytose	20%	++	CD31	100%+	+	+	+/-	-
				CD34	5%+	-	+	-	-
				DP	+	+/-	-	-	+
				CL-5	+	+	+	-	-
Lymphangitis	follikuläre Hyperplasie, T-Zell-Aktivierung, Sinusektasie	10%	+	CD31	100%+	+	+	+/-	-
				CD34	-	-	+	-	-
				DP	+	+/-	-	-	+
				CL-5	+	+	+	-	-
Atherosklerose der Art. carotis communis et interna	starke follikuläre Hyperplasie	10%	++	CD31	100%+	+	+	+/-	-
				CD34	10%+	-	+	-	-
				DP	+	+/-	-	-	+
				CL-5	+	+	+	-	-
neck dissection	normal	5%	+	CD31	100%+	+	+	+/-	-
				CD34	-	-	+	-	-
				DP	+	+/-	-	-	+
				CL-5	+	+	+	-	-
Plattenepithel-karzinom	Hämosiderin Verfettung Sinusektasie	10%	++	CD31	100%+	+	+	+/-	-
				CD34	-	-	+	-	-
				DP	+	+/-	-	-	+
				CL-5	+	+	+	-	-

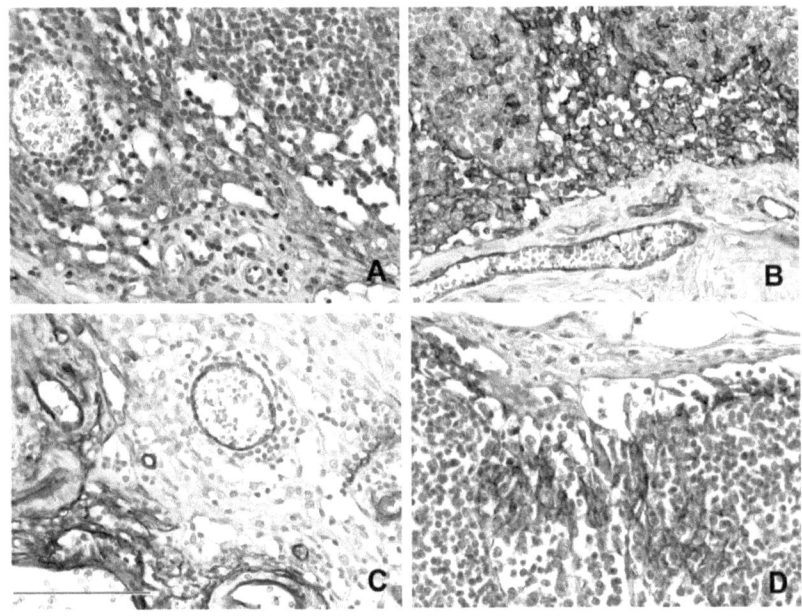

Abb. 3.5: Immunhistochemische Analyse zervikaler Lymphknoten (Formalin-fixiert) mit Antikörpern gegen (A) *Desmoplakin*, (B) *CD31*, (C) *CD34* und (D) *Claudin-5*

Am dargestellten Randsinus zeigt sich eine homogene Reaktion der *Syndesmos*-Strukturen mit dem Antikörper gegen *Desmoplakin* (**A**). Die Virgultumzellen des Sinus zeigen eine durchgehend starke Oberflächenreaktion mit dem Antikörper gegen *CD31* (**B**). Keine Reaktion der Virgultumzellen mit dem Antikörper gegen *CD34* gegenüber den positiven Kapselfibrozyten und Blutgefäßendothelzellen (**C**). Homogen positive Reaktion der Virgultumzellen mit dem Antikörper gegen *Claudin-5* (**D**). Eichstrich: 100µm.

3.1.2.2 Axilläre Lymphknoten

Die untersuchten Lymphknoten aus der Achselregion wiesen insgesamt eher schmale Sinus, jedoch mit mäßig dicht bis sehr dicht angeordneten Virgultumzellen, auf. Bei ansonsten gleichem Reaktionsmuster wie in der Halsregion fiel ein höherer, mitunter bis 20% reichender Anteil *CD34*-positiver Virgultumzellen auf.

Tabelle 3.2: Reaktionsmuster an Lymphknoten axillärer Herkunft.
„Breite" entspricht der Sinusbreite bezogen auf den Gesamtquerschnitt des Lymphknotengewebes, „Dichte" bezieht sich auf die Dichte der Virgultumzellen im Sinus.

DIAGNOSE	BEFUNDE	BREITE	DICHTE	ANTIGEN	SINUS-ENDOTHEL/ VIRGULTUM	LE	BE	SHC	FDC
tubulolobuläres Mammakarzinom	Sinushistiozytose Verfettung	10%	++	CD31	100%+	+	+	+/-	-
				CD34	20%+	-	+	-	-
				DP	+	+/-	-	-	+
				CL-5	+	+	+	-	-
invasives duktales Mammakarzinom	follikuläre Hyperplasie Sinushistiozytose	10%	++	CD31	100%+	+	+	+/-	-
				CD34	5%+	-	+	-	-
				DP	+	+/-	-	-	+
				CL-5	+	+	+	-	-
Mammacarcinoma in situ	Sinushistiozytose	10%	+++	CD31	100%+	+	+	+/-	-
				CD34	5%+	-	+	-	-
				DP	+	+/-	-	-	+
				CL-5	+	+	+	-	-
invasives duktales Mammakarzinom	Verfettung	10%	+++	CD31	100%+	+	+	+/-	-
				CD34	20%+	-	+	-	-
				DP	+	+/-	-	-	+
				CL-5	+	+	+	-	-
Mammakarzinom	Sinushistiozytose	15%	+++	CD31	100%+	+	+	+/-	-
				CD34	5%+	-	+	-	-
				DP	+	+/-	-	-	+
				CL-5	+	+	+	-	-

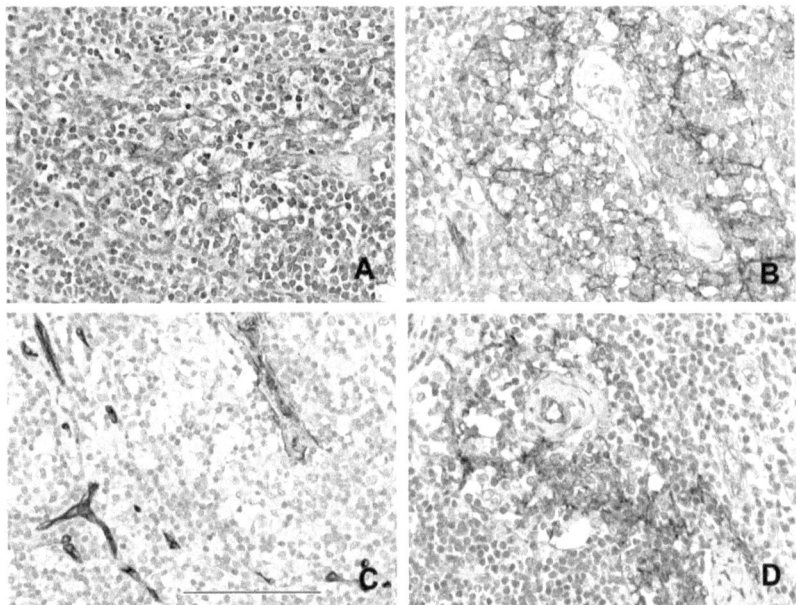

Abb. 3.6: Immunhistochemische Analyse axillärer Lymphknoten (Formalin-fixiert) mit Antikörpern gegen (A) *Desmoplakin*, (B) *CD31*, (C) *CD34* und (D) *Claudin-5*

Am dargestellten Intermediärsinus zeigt sich eine homogene Reaktion der *Syndesmos*-Strukturen mit dem Antikörper gegen *Desmoplakin* (**A**). Oberflächenreaktion der Sinusendothel-/Virgultumzellen mit dem Antikörper gegen *CD31* (**B**). Keine Reaktion der Virgultumzellen mit dem Antikörper gegen *CD34* (**C**). Homogen positive Reaktion der Virgultumzellen mit dem Antikörper gegen *Claudin-5* (**D**). Eichstrich: 100µm.

3.1.2.3 Mediastinale Lymphknoten

Zwischen den untersuchten Lymphknoten aus der Region des Mediastinums war eine große Variabilität der Sinusbreite zu beobachten. Es fanden sich sowohl Lymphknoten mit sehr schmalen, als auch Lymphknoten mit mäßig breiten Sinus. Die Dichte der Virgultumzellen innerhalb der Sinus blieb gering bis mäßig. In einem der Fälle konnte ein sehr hoher Anteil *CD34*-positiver Virgultumzellen nachgewiesen werden.

Tabelle 3.3: Reaktionsmuster an Lymphknoten mediastinaler Herkunft.
„Breite" entspricht der Sinusbreite bezogen auf den Gesamtquerschnitt des Lymphknotengewebes, „Dichte" bezieht sich auf die Dichte der Virgultumzellen im Sinus.

DIAGNOSE	BEFUNDE	BREITE	DICHTE	ANTIGEN	SINUS-ENDOTHEL/ VIRGULTUM	LE	BE	SHC	FDC
Adenokarzinom der Lunge	Anthrakose leichte Sinushistiozytose	25%	++	CD31	100%+	+	+	+/-	-
				CD34	50%+	-	+	-	-
				DP	+	+/-	-	-	+
				CL-5	+	+	+	-	-
neoadjuvant vorbehandeltes Plattenepithelkarzinom	Anthrakose	5%	+	CD31	100%+	+	+	+/-	-
				CD34	10%+	-	+	-	-
				DP	+	+/-	-	-	+
				CL-5	+	+	+	-	-
Aortenklappensklerose	Anthrakose Sinushistiozytose	15%	++	CD31	100%+	+	+	+/-	-
				CD34	-	-	+	-	-
				DP	+	+/-	-	-	+
				CL-5	+	+	+	-	-
chronische Bronchitis	Anthrakose Sinusektasie	20%	+	CD31	100%+	+	+	+/-	-
				CD34	-	-	+	-	-
				DP	+	+/-	-	-	+
				CL-5	+	+	+	-	-
Plattenepithelbronchialkarzinom	follikuläre Hyperplasie	15%	++	CD31	100%+	+	+	+/-	-
				CD34	-	-	+	-	-
				DP	+	+/-	-	-	+
				CL-5	+	+	+	-	-

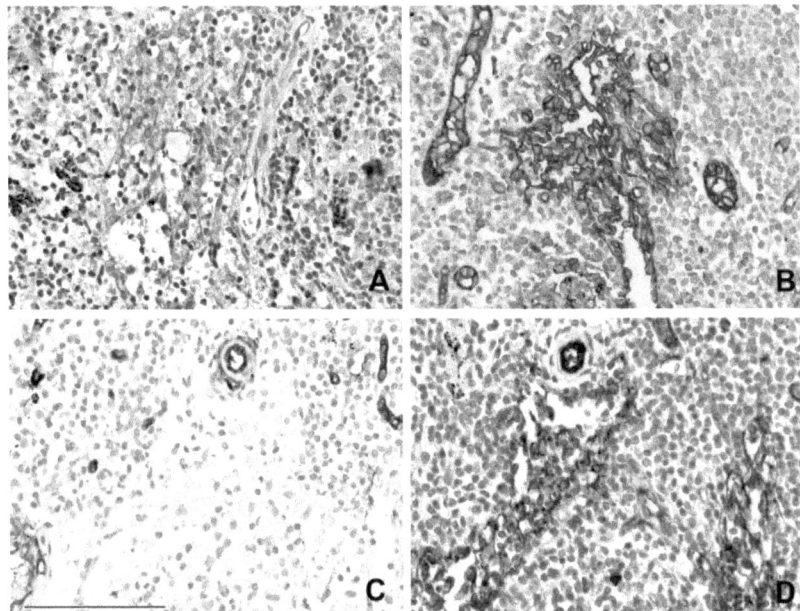

Abb. 3.7: Immunhistochemische Analyse mediastinaler Lymphknoten (Formalin-fixiert) mit Antikörpern gegen (A) Desmoplakin, **(B)** CD31, **(C)** CD34 **und (D)** Claudin-5

Homogene Reaktion der *Syndesmos*-Strukturen des dargestellten Intermediärsinus mit dem Antikörper gegen *Desmoplakin* (**A**). Oberflächenreaktion der Virgultumzellen mit dem Antikörper gegen *CD31* (**B**). Keine Reaktion der Sinusendothel-/Virgultumzellen mit dem Antikörper gegen *CD34* gegenüber der positiven Reaktion der Kapselfibrozyten und Blutgefäßendothelzellen (**C**). Homogen positive Reaktion der Virgultumzellen mit dem Antikörper gegen *Claudin-5* (**D**). Eichstrich: 100µm.

3.1.2.4 Mesenteriale Lymphknoten

Die untersuchten Lymphknoten aus dem Darmgekröse enthielten vorwiegend schmale, oft ektatische Sinus mit entsprechend locker angeordneten Virgultumzellen auf. Der Anteil *CD34*-positiver Virgultumzellen war gering.

Tabelle 3.4: Reaktionsmuster an Lymphknoten mesenterialer Herkunft.
„Breite" entspricht der Sinusbreite bezogen auf den Gesamtquerschnitt des Lymphknotengewebes, „Dichte" bezieht sich auf die Dichte der Virgultumzellen im Sinus.

DIAGNOSE	BEFUNDE	BREITE	DICHTE	ANTIGEN	SINUS-ENDOTHEL/ VIRGULTUM	LE	BE	SHC	FDC
Magenkarzinom	Virgultumiale Proliferation Sinushistiozytose Anthrakose	20%	+	CD31	100%+	+	+	+/-	-
				CD34	10%+	-	+	-	-
				DP	+	+/-	-	-	+
				CL-5	+	+	+	-	-
Sigmakarzinom Harnblasenfistel	Sinusektasie Virgultumiale Proliferation Sinushistiozytose	15%	+	CD31	100%+	+	+	+/-	-
				CD34	5%+	-	+	-	-
				DP	+	+/-	-	-	+
				CL-5	+	+	+	-	-
Sigmakarzinom	schmale Sinus	5%	+	CD31	100%+	+	+	+/-	-
				CD34	-	-	+	-	-
				DP	+	+/-	-	-	+
				CL-5	+	+	+	-	-
Peritonitis	Sinusektasie schmale Sinus	40%	+	CD31	100%+	+	+	+/-	-
				CD34	10%+	-	-	-	-
				DP	+	+/-	-	-	+
				CL-5	+	+	+	-	-
Divertikulose	follikuläre Hyperplasie schmale Sinus	5%	+	CD31	100%+	+	+	+/-	-
				CD34	5%+	-	+	-	-
				DP	+	+/-	-	-	+
				CL-5	+	+	+	-	-
Rektumadenokarzinom	follikuläre Hyperplasie Sinusektasie	5%	+	CD31	100%+	+	+	+/-	-
				CD34	-	-	+	-	-
				DP	+	+/-	-	-	+
				CL-5	+	+	+	-	-

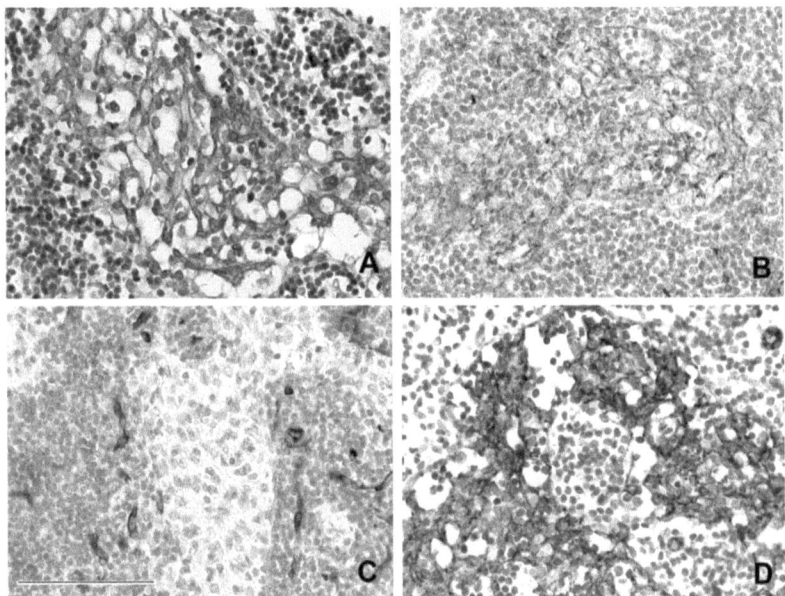

Abb. 3.8: Immunhistochemische Analyse mesenterialer Lymphknoten (Formalin-fixiert) mit Antikörpern gegen (A) *Desmoplakin*, **(B)** *CD31*, **(C)** *CD34* **und (D)** *Claudin-5*

Die *Syndesmos*-Strukturen des dargestellten Intermediärsinus zeigen eine homogen positive Reaktion mit dem Antikörper gegen *Desmoplakin* (**A**). Oberflächenreaktion der Virgultumzellen mit dem Antikörper gegen *CD31* (**B**). Auch hier keine Reaktion der Sinusendothel-/Virgultumzellen mit dem Antikörper gegen *CD34* gegenüber der positiven Reaktion der Blutgefäßendothelzellen (**C**). Homogen positive Reaktion der Virgultumzellen mit dem Antikörper gegen *Claudin-5* (**D**). Eichstrich: 100µm.

3.1.2.5 Paraaortale Lymphknoten

Die aus der Umgebung der Bauchaorta entnommenen Lymphknoten enthielten vorwiegend schmale, mäßig dichte Sinus. Auch hier waren nur wenige *CD34*-positive Virgultumzellen nachweisbar.

Tabelle 3.5: Reaktionsmuster an Lymphknoten paraaortaler Herkunft.
„Breite" entspricht der Sinusbreite bezogen auf den Gesamtquerschnitt des Lymphknotengewebes, „Dichte" bezieht sich auf die Dichte der Virgultumzellen im Sinus.

DIAGNOSE	BEFUNDE	BREITE	DICHTE	ANTIGEN	SINUS-ENDOTHEL/ VIRGULTUM	LE	BE	SHC	FDC
klarzelliges Nierenzell-karzinom	Anthrakose follikuläre Hyperplasie	10%	+	CD31	100%+	+	+	+/-	-
				CD34	10%+	-	+	-	-
				DP	+	+/-	-	-	+
				CL-5	+	+	+	-	-
Hodentumor (gemischt)	Sinus-histiozytose Fibrose	15%	++	CD31	100%+	+	+	+/-	-
				CD34	5%+	-	+	-	-
				DP	+	+/-	-	-	+
				CL-5	+	+	+	-	-
Phäochromo-zytom	Sinus-histiozytose follikuläre Hyperplasie	10%	++	CD31	100%+	+	+	+/-	-
				CD34	-	-	+	-	-
				DP	+	+/-	-	-	+
				CL-5	+	+	+	-	-
papilläres Urothel-karzinom	normal	15%	++	CD31	100%+	+	+	+/-	-
				CD34	5%+	-	+	-	-
				DP	+	+/-	-	-	+
				CL-5	+	+	+	-	-
epithelialer Tumor	normal	20%	++	CD31	100%+	+	+	+/-	-
				CD34	10%+	-	+	-	-
				DP	+	+/-	-	-	+
				CL-5	+	+	+	-	-

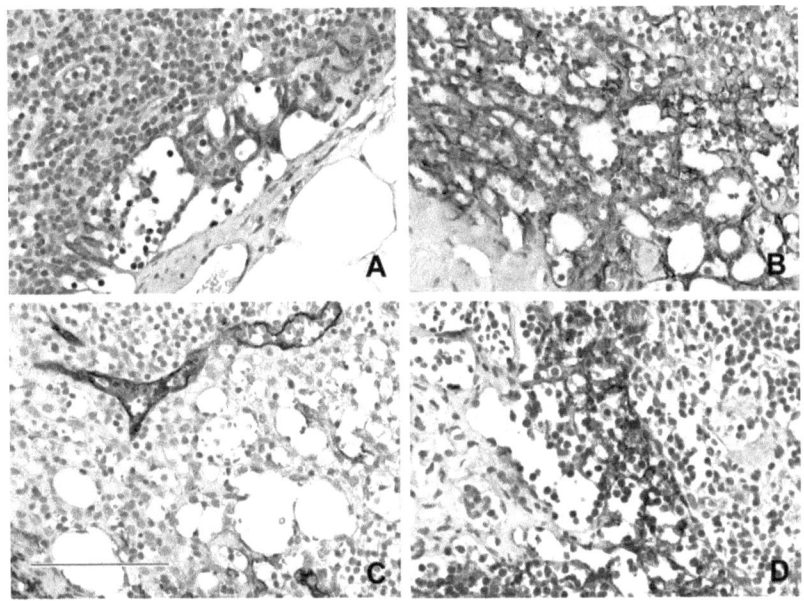

Abb. 3.9: Immunhistochemische Analyse paraaortaler Lymphknoten (Formalin-fixiert) mit Antikörpern gegen (A) *Desmoplakin*, (B) *CD31*, (C) *CD34* und (D) *Claudin-5*

Die *Syndesmos*-Strukturen des dargestellten Randsinus zeigen auch hier eine homogen positive Reaktion mit dem Antikörper gegen *Desmoplakin* (**A**). Oberflächenreaktion der Virgultumzellen mit dem Antikörper gegen *CD31* (**B**). Auch hier keine Reaktion der Sinusendothel-/Virgultumzellen mit dem Antikörper gegen *CD34* gegenüber der positiven Reaktion der Kapselfibrozyten und Blutgefäßendothelzellen (**C**). Homogen positive Reaktion der Virgultumzellen mit dem Antikörper gegen *Claudin-5* (**D**). Eichstrich: 100µm.

3.1.2.6 Iliakale Lymphknoten

Die aus der iliakalen Region entnommenen Lymphknoten erwiesen sich als diejenigen mit den breitesten Sinus und den darin am dichtesten angeordneten Virgultumzellen. Diese zeigten ein den bereits beschriebenen Befunden ebenbürtiges Reaktionsmuster.

Tabelle 3.6: Reaktionsmuster an Lymphknoten iliakaler Herkunft.
„Breite" entspricht der Sinusbreite bezogen auf den Gesamtquerschnitt des Lymphknotengewebes, „Dichte" bezieht sich auf die Dichte der Virgultumzellen im Sinus.

DIAGNOSE	BEFUNDE	BREITE	DICHTE	ANTIGEN	SINUS-ENDOTHEL/ VIRGULTUM	LE	BE	SHC	FDC
Prostata-karzinom	Fibrose Sinus-histiozytose Virgultumiale Proliferation	35%	+++	CD31	100%+	+	+	+/-	-
				CD34	10%+	-	+	-	-
				DP	+	+/-	-	-	+
				CL-5	+	+	+	-	-
Prostata-karzinom	Fibrose Sinus-histiozytose Verfettung	30%	+++	CD31	100%+	+	+	+/-	-
				CD34	20%+	-	+	-	-
				DP	+	+/-	-	-	+
				CL-5	+	+	+	-	-
Prostata-karzinom	Fibrose Sinus-histiozytose Virgultumiale Proliferation	20%	+++	CD31	+	+	+	+/-	-
				CD34	15%+	-	+	-	-
				DP	+	+/-	-	-	+
				CL-5	+	+	+	-	-
Prostata-karzinom	Fibrose Sinus-histiozytose	30%	+++	CD31	100%+	+	+	+/-	-
				CD34	5%+	-	+	-	-
				DP	+	+/-	-	-	+
				CL-5	+	+	+	-	-
Prostata-karzinom	Fibrose Sinus-histiozytose Sinusektasie	30%	+++	CD31	100%+	+	+	+/-	-
				CD34	5%+	-	+	-	-
				DP	+	+/-	-	-	+
				CL-5	+	+	+	-	-
Harnblasen-karzinom	Fibrose	15%	++	CD31	100%+	+	+	+/-	-
				CD34	-	-	+	-	-
				DP	+	+/-	-	-	+
				CL-5	+	+	+	-	-

3.1.3 Vertiefende Analysen speziell an iliakalen Lymphknoten

Aufgrund der in der ersten Phase gewonnenen Erkenntnis, dass iliakal entnommene Lymphknoten die breitesten und dichtesten Sinus enthalten, erfolgte die vertiefte Untersuchung der Sinusendothel-/Virgultumzellen an iliakal entnommenen Lymphknoten.

Dabei war zu beobachten, dass die Sinusendothel-/Virgultumzellen der untersuchten Lymphknoten neben *CD31* auch regelhaft *Desmoplakin, Claudin-5, vWF, LYVE-1* und *VEGFR-3* exprimiert hatten. Die Endothelmarker *CD141, CD143* und das als lymphendothelspezifisch geltende *Podoplanin* konnten dagegen an Sinusendothel-/Virgultumzellen nicht nachgewiesen werden. *CD141* und *CD143* waren zum Teil von Blutgefäßendothelzellen exprimiert worden, *CD141* und *Podoplanin* waren vereinzelt an Lymphgefäßendothelzellen nachweisbar.

Auffallend war eine Reihe *CD141*-positiver Zellen in der Randzone einiger Sinus. In Serienschnitten zeigte sich, dass es sich dabei nicht um die eigentlichen Virgultumzellen selbst handelte.

Tabelle 3.7: Reaktionsmuster an Lymphknoten iliakaler Herkunft.
„Breite" entspricht der Sinusbreite bezogen auf den Gesamtquerschnitt des Lymphknotengewebes, „Dichte" bezieht sich auf die Dichte der Virgultumzellen im Sinus.

DIAGNOSE	BEFUNDE	BREITE	DICHTE	ANTIGEN	SINUS-ENDOTHEL/ VIRGULTUM	LE	BE	SHC	FDC
Prostata-karzinom	Fibrose Sinushistiozytose Verfettung	30%	+++	CD31	+	+	+	+/-	-
				CD34	0-40%+	-	+	-	-
				Desmoplakin	+	+	-	-	+
				Claudin-5	+	+	+	-	-
				CD141	-	+/-	+/-	-	-
				CD143	-	-	+/-	-	-
				vWF	+	+	+	-	-
				LYVE-1	+	+/-	-	-	-
				Podoplanin	-	+/-	-	-	-
				VEGFR-3	+	+	-	-	-

Die Verteilung der jeweils markierten Antigene fand in den Präparaten ihre Entsprechung in der für die einzelnen Antiseren bzw. Antikörper spezifischen Verteilung der Farbpartikel entlang der Zelloberfläche bzw. im Inneren der Zellen. So war bei allen *CD*-Antigenen, dem Membranprotein *Podoplanin* und den Oberflächenrezeptoren *LYVE-1* und *VEGFR-3* eine homogene Anfärbung der Zelloberflächen nachweisbar. *Desmoplakin* und *Claudin-5* kamen entsprechend ihrer physiologischen Funktion punkt- bzw. netzförmig an den Zellgrenzen im Bereich von Zell-Zell-Verbindungen zur Darstellung. *vWF* war an der Zelloberfläche und im Zellinneren in Form von Weibel-Palade-Körperchen nachweisbar.

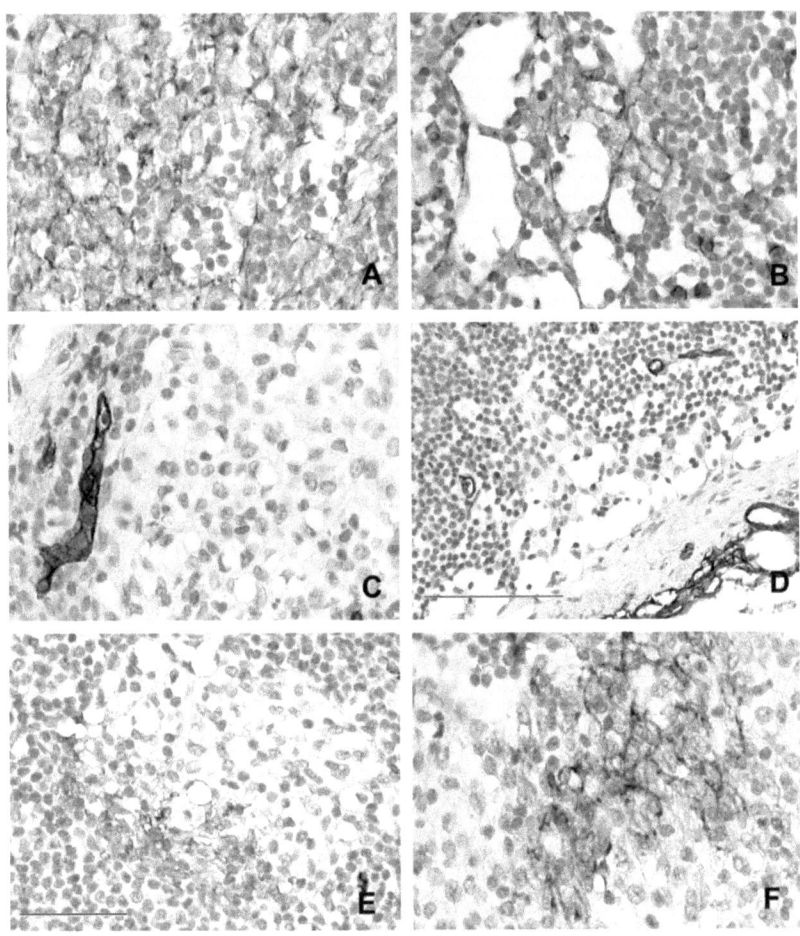

Abb. 3.10: Immunhistochemische Analyse ilikalen Lymphknotengewebes mit Antikörpern gegen CD31 **und** CD34

Dargestellt sind zunächst die CD31-positiven Virgultumzellen des Marksinus (**A**) und Randsinus (**B**). Die Bildausschnitte **C** bis **F** zeigen die Reaktion mit dem Antikörper gegen CD34, wobei in das Virgultum in **C** und **D** keine Reaktion zeigt, wohingegen in **E** und **F** CD34-positive neben CD34-negativen Virgultumzellen zu beobachten sind. Eichstriche: 50µm in **A**, **B**, **C**, **E** und **F**, 100µm in **D**.

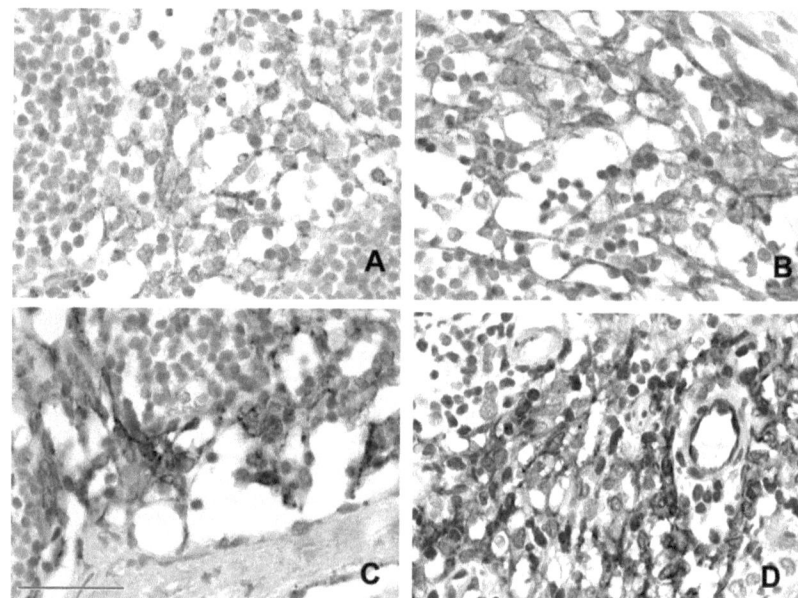

Abb. 3.11: Immunhistochemische Analyse ilikalen Lymphknotengewebes mit einem Antikörper gegen Desmoplakin **und einem Antiserum gegen** Claudin-5

Durchgehend Desmoplakin-positive Virgultumzellen hier am Beispiel von Marksinus (**A**) und Randsinus (**B**). Dazwischen sind mehrere Desmoplakin-negative Sinushistiozyten erkennbar. In **C** und **D** kommen Claudin-5-positive Virgultumzellen eines Rand- und Intermediärsinus zur Darstellung. Eichstrich: 50µm.

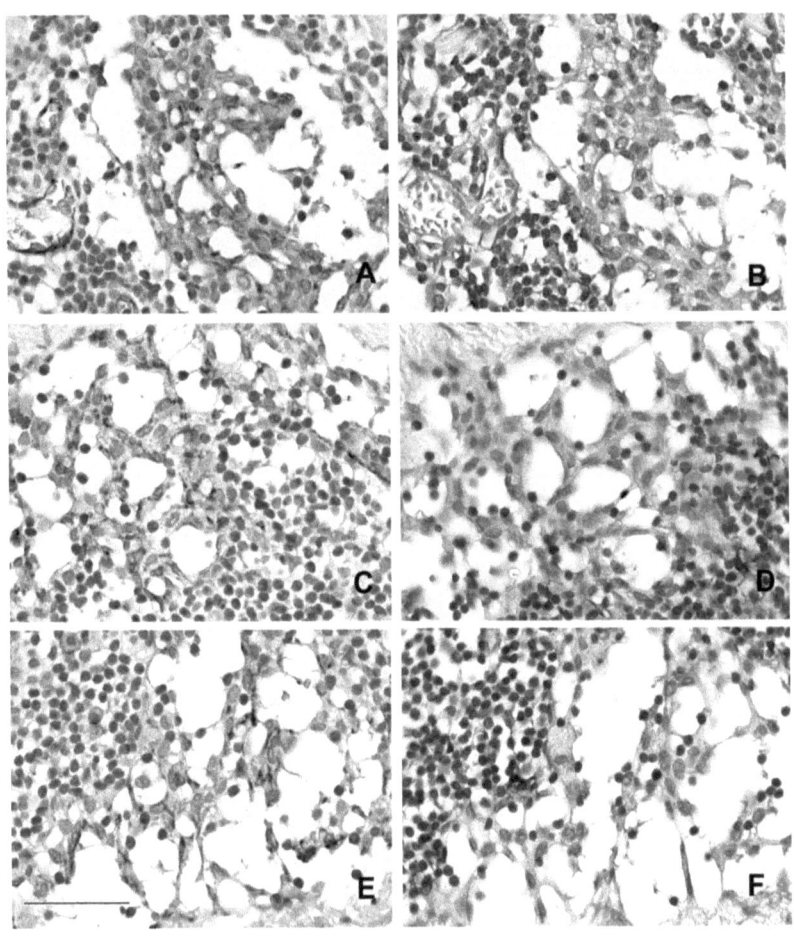

Abb. 3.12: Immunhistochemische Analyse ilikalen Lymphknotengewebes mit Antikörpern gegen CD141 **und** CD31

Anhand von Serienschnitten kann hier am Beispiel eines Intermediär- und zweier Randsinus die Expression von CD31 und CD141 direkt miteinander verglichen werden. In **A**, **C** und **E** ist die Reaktion mit dem Antikörper gegen CD31, in **B**, **D** und **F** mit dem Antikörper gegen CD141 dargestellt. Eichstrich: 50µm.

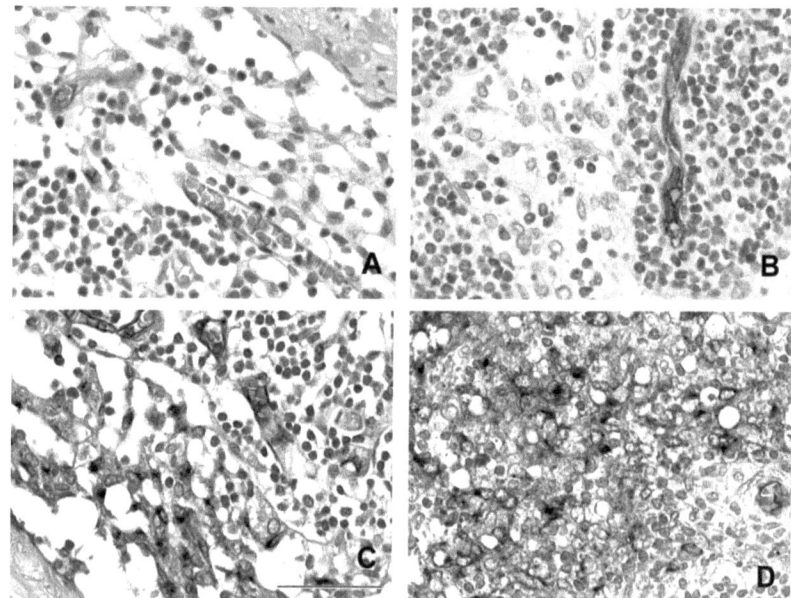

Abb. 3.13: Immunhistochemische Analyse ilikalen Lymphknotengewebes mit einem Antikörper gegen *CD143* und einem Antiserum gegen *vWF*

In **A** und **B** kommen, jeweils mit *CD143*-negativen Virgultumzellen, ein Rand- und ein Marksinus zur Darstellung, in deren Umgebung deutlich *CD143*-positive Blutgefäßendothelzellen zu sehen sind. Demgegenüber in **C** und **D** die deutlich *vWF*-positiven Virgultumzellen im Rand- und Marksinus. Eichstrich: 50μm.

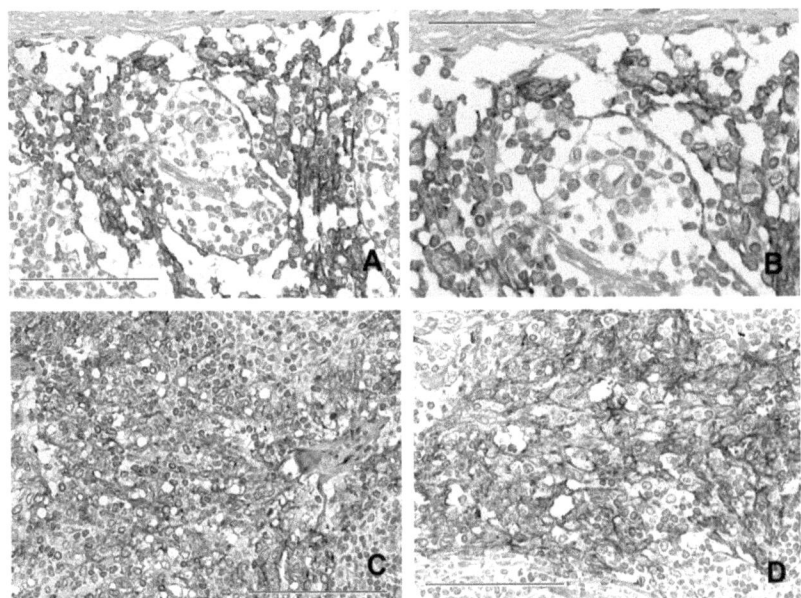

Abb. 3.14: Immunhistochemische Analyse ilikalen Lymphknotengewebes mit dem selbst hergestellten Antiserum gegen *LYVE-1*

Durchgehend *LYVE-1*-positive Virgultumzellen, hier am Beispiel von Rand- und Marksinus. Eichstriche: **A, C, D** 100µm, **B** 50µm.

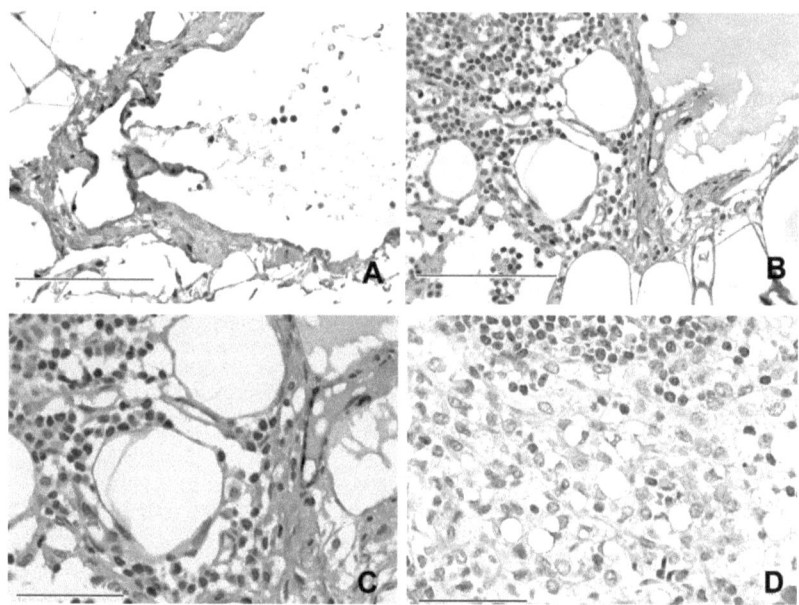

Abb. 3.15: Immunhistochemische Analyse ilikalen Lymphknotengewebes mit dem Antikörper gegen *Podoplanin*

Deutliche Reaktion eines Teiles der Lymphgefäßendothelzellen in der Umgebung der untersuchten Lymphknoten (**A**, **B**, **C**), jedoch komplett *Podoplanin*-negative Virgultumzellen, hier am Beispiel eines Randsinus (**B** und **C**) und eines Marksinus (**D**). Eichstriche: **A**, **B** 100µm, **C**, **D** 50µm.

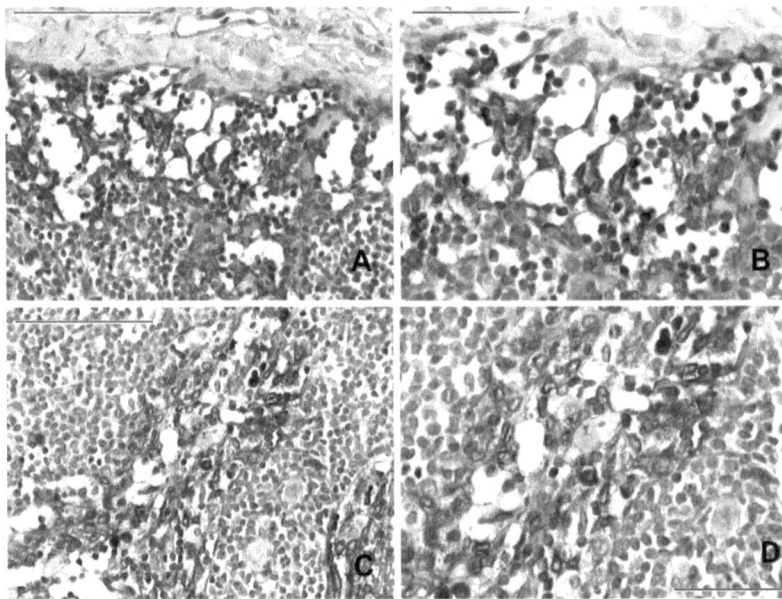

Abb. 3.16: Immunhistochemische Analyse ilikalen Lymphknotengewebes mit einem Antiserum gegen VEGFR-3

Stark positive Reaktion der Virgultumzellen am Beispiel eines Rand- (**A**, **B**) und eines Marksinus (**C**, **D**). Eichstrich: **A**, **C** 100µm, **B**, **D** 50µm.

Zusammenfassend kann festgehalten werden, dass Virgultum und Endothel generell einige gemeinsame Eigenschaften aufweisen. Dies findet seine Entsprechung in der Expression von *CD31*, *Claudin-5* und *vWF*, sämtlich Pan-Endothelmarker, die am Virgultum aller untersuchten Lymphknoten nachgewiesen werden konnten. Hingegen wird der Blutgefäßendothelmarker *CD34* im Virgultum im Allgemeinen nur geringgradig exprimiert. Mit dem Lymphgefäßendothel teilt das Virgultum wiederum einige Merkmale, namentlich die Expression von *Desmoplakin*, *LYVE-1* und *VEGFR-3*. Ein Merkmal, in dem das Virgultum sich deutlich vom Lymphgefäßendothel unterscheidet, ist die Expression von *Podoplanin*, das am Virgultum der untersuchten Lymphknoten nicht nachgewiesen werden konnte, wohingegen es von einigen Endothelzellen der umliegenden Lymphgefäße deutlich exprimiert wurde.

3.2 Immunaffinitätsanreicherung und immunfluoreszenzmikroskopische Analyse von Sinusendothel-/Virgultumzellen aus iliakalen Lymphknoten

3.2.1 Immunaffinitätsreinigung von Sinusendothel-/Virgultumzellen mittels magnetischer Partikel („MACS")

Um die Sinusendothel-/Virgultumzellen aus dem Gewebeverband der analysierten humanen Lymphknoten zu isolieren, bedienten wir uns einer Immunaffinitätsanreicherungsmethode mit an magnetische Partikel gebundenen spezifischen Antikörpern. Nach der im Methodenteil unter 2.6.1 beschriebenen Gewebevorbereitung wurden zur spezifischen Aufreinigung von nicht aus Blutgefäßen stammenden Endothelzellen an magnetische Mikropartikel gebundene Antikörper gegen *CD34* verwendet, um in einer entsprechenden Aufreinigungssäule *CD34*-positive Zellen zu binden, die anschließend separat eluiert werden konnten (siehe 2.6.2). Die nicht gebundenen ausgewaschenen *CD34*-negativen Zellen wurden dann weiter kultiviert und analysiert. Für diesen zweiten Schritt der Anreicherung standen durchschnittlich 10^7 bis 10^8 Zellen zur Verfügung. Diese Zellen wurden mit Antikörpern gegen *CD31* inkubiert. Nach der erneuten Separation waren somit *CD31*-positive (endotheliale) und *CD34*-negative (wahrscheinlich nicht aus Blutgefäßendothel stammende) Zellen der weiteren Analyse zugänglich.

Die Zellen wurden unter den im Methodenteil unter 2.6.3 beschriebenen Bedingungen kultiviert und passagiert. Zur fluoreszenzmikroskopischen Analyse erfolgte die Ausplattierung auf polierten Deckgläsern, die zuvor in die Kulturschale eingebracht wurden. Nach der unter 2.7.1 beschriebenen Fixierung wurden sie wie unter 2.7.2 beschrieben für die fluoreszenzmikroskopische Analyse aufbereitet.

3.2.2 Fluoreszenzmikroskopische Analysen der angereicherten Sinusendothel-/Virgultumzellen

Zunächst wurde mit Antikörpern gegen CD31 und vWF der Nachweis für eine Endothelreinkultur erbracht (vgl. Abbildung 3.17, A und E). vWF war an den kultivierten Zellen hauptsächlich in Form von Weibel-Palade-Körperchen nachweisbar.

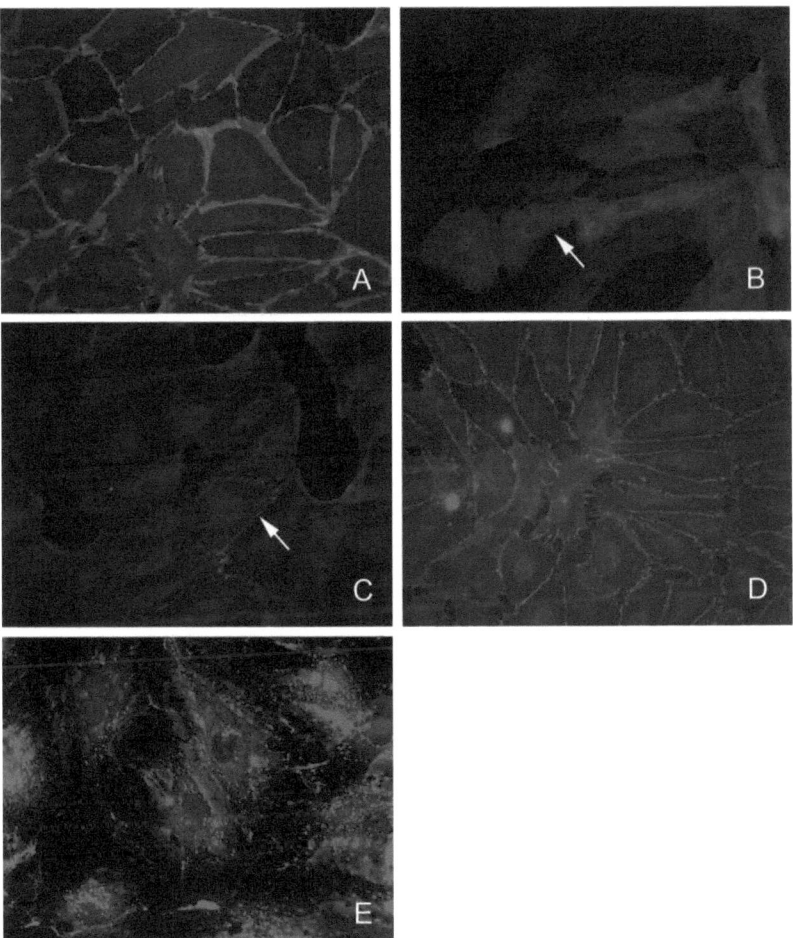

Abb. 3.17: Immunfluoreszenzanalyse von CD31^{pos}/CD34^{neg}-affinitätsangereicherten und kultivierten Zellen aus ilikalem Lymphknotengewebe mit Antikörpern bzw. Antiseren gegen (A) CD31, (B) CD34, (C) Desmoplakin, (D) Claudin-5 **und** (E) vWF

Der Pfeil in B zeigt eine trotz Affinitätsreinigung CD34-positive Zelle. In C markiert er eine Zelle mit dem für Sinusendothel-/Virgultumzellen typischen Verteilungsmuster von Desmoplakin an der Zelloberfläche. Vergrößerung: 63fach.

Es zeigte sich insbesondere nach weiterer Passagierung ein ständig verminderter Anteil an Endothelzellen, die von mit aufgereinigten Fibroblasten überwachsen wurden. Einige Endothelzellen zeigten trotz Affinitätsabreicherung von *CD34* weiterhin eine Expression dieses Antigens (vgl. Abbildung 3.17, B). Hierbei ist bislang nicht klar, ob es sich um eine unvollständige Entfernung der *CD34*-positiven Zellen handelt oder die Zellen nach der Aufreinigung *CD34* reexprimieren.

Claudin-5 fand sich an den isolierten Kulturzellen durchgehend membranständig und wurde von fast allen Zellen gebildet (vgl. Abildung 3.17, D).

Desmoplakin war nur bei einem Teil der Zellen im klassischen Muster membranständig lokalisiert, beim größeren Teil der Zellen war es intrazellulär im perinukleären Bereich zu finden, der am ehesten dem endoplasmatischen Retikulum bzw. dem Golgi-Apparat entspricht (vgl. Abbildung 3.17, C). Hierbei ist denkbar, dass es sich um präformierte Zellverbindungsstrukturen handelt, die nicht an die Zelloberfläche gelangen.

Zur gezielten Differenzierung angereicherter Sinusendothel-/Virgultumzellen von akzidentiell mit angereicherten Blutgefäßendothelzellen erfolgte die weitere Analyse mit Antikörpern bzw. -seren gegen *LYVE-1* und *VEGFR-3*. Auch hier zeigte sich ein uneinheitliches Expressionmuster, vor allem in späteren Passagen (ab Passage 5).

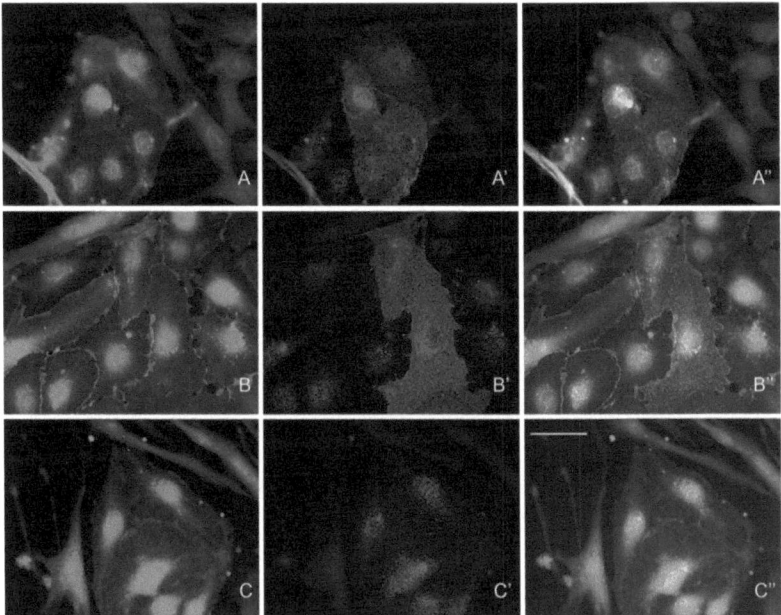

Abb. 3.18: Immunfluoreszenzanalyse von CD31^{pos}/CD34^{neg}-affinitätsangereicherten und kultivierten Zellen aus ilikalem Lymphknotengewebe mit Antikörpern bzw. Antiseren gegen (A) CD31, **(A')** LYVE-1, **(B)** VEGFR-3, **(B')** LYVE-1 **(C)** VEGFR-3 **und (C')** Desmoplakin

Die dritte Abbildung zeigt jeweils die ersten beiden Abbildungen überlagert. Eichstrich: 20 µm.

VEGFR-3 konnte an den kultivierten Zellen durchgehend membranständig nachgewiesen werden, während LYVE-1 nur bei einem Teil der Zellen diffus an der Zelloberfläche vorkam (vgl. Abbildung 3.18, A', B, B', C).

3.2.3 Zusammenfassung der Befunde an den kultivierten Zellen im Vergleich mit Sinusendothel-/Virgultumzellen in vivo

Die Sinusendothel-/Virgultumzellen des Lymphknotens *in vivo* und die *in vitro* angereicherten Zellen wiesen neben gemeinsamen auch deutlich verschiedene Merkmale auf. Beide Zellarten qualifizierten sich durch die starke membranständige Expression von *CD31* als Endothelzellen, *Claudin-5* konnte ebenso flächendeckend bei allen untersuchten Zellen gefunden werden wie *vWF*. CD34 war bei beiden Zellarten nur teilweise vorhanden. Der Nachweis von *Desmoplakin* definierte alle Sinusendothel-/Virgultumzellen *in vivo*, konnte jedoch nur an einem Teil der Zellen *in vitro* nachgewiesen werden. Auch *LYVE-1* und *VEGFR-3*, die in den Gewebeschnitten an allen den Sinus begrenzenden und auskleidenden Zellen nachweisbar waren, waren nur bei einem Teil der kultivierten Zellen vorhanden.

Bei der Untersuchung der Zellen *in vitro* ergab sich insgesamt die Problematik, dass die Immunaffinitätsanreicherung mit Antikörpern gegen *CD31* und *CD34* nicht ausreichte, um eine Reinkultur von Sinusendothel-/Virgultumzellen herzustellen, vielmehr war das Ergebnis dieser Methode eine uneinheitliche Zellpopulation, welche nur teilweise die gesuchten Sinusendothel-/Virgultumzellen enthielt. Die übrigen Zellen waren am ehesten unbeabsichtigt mit angereicherte Lymph- oder Blutgefässendothelzellen oder Zellen, die unter den Kulturbedingungen entdifferenzierten und somit nicht mehr die gesuchten spezifischen Merkmale aufwiesen.

4 Diskussion

Wir nahmen unseren Ausgang von klassischen Arbeiten über die den Sinus bildenden und auskleidenden Zellen, welche im Spektrum von der Familie der Endothelzellen bis zur Gruppe der immunakzessorischen Zellen noch keine feste Zuordnung gefunden hatten.
Bereits bei unseren orientierenden breit angelegten Untersuchungen von Paraffinschnitten menschlicher Lymphknoten aus verschiedenen Körperregionen fielen uns regionale Unterschiede in Bezug auf Breite und Dichte der Lymphknotensinus auf, wobei in der zervikalen und axillären Region beispielsweise eine deutlich geringere Dichte und Breite der Sinus festzustellen war als in der iliakalen Region. Iliakale Lymphknoten zeichneten sich gegenüber den anderen Lymphknotenstationen durch im Allgemeinen breitere Sinus und insbesondere durch ein sehr dichtes, zellreiches Virgultum-Netz aus. Dies kann einerseits auf rein hydrostatische Faktoren zurückzuführen sein, andererseits auch als Korrelat eines größeren tributären Gebietes in der iliakalen Region gesehen werden.
Die den Sinus bildenden und auskleidenden Zellen als Gesamtentität sind auch aus morphologischer Sicht nicht einheitlicher Natur. An der Sinuswand beobachtet man eher flache, endothelartige Zellen, während das Netz im Lumen des Sinus aus Zellen aufgebaut ist, die eine eher sternförmige, dendritische Form haben, welche sich durch lange, verzweigte Zellausläufer auszeichnet, von denen viele in enger Beziehung zu umliegenden Retikulinfasern stehen, die sie teilweise wie Manschetten umschließen (Aschoff 1924, Farr et al. 1980). Beide Erscheinungsformen haben zahlreiche zytoplasmatische Ausläufer und häufige Zell-Zellverbindungen, die eine komplexe und variable Morphologie zeigen. Diese Verbindungen basieren auf *VE-Cadherin*, sind in einem zytoplasmatischen Plaque verankert, welcher α- und β-*Catenin* und *Desmoplakin* enthält, und wurden aufgrund ihrer hohen molekularen Komplexität als *complexus adhaerentes* definiert, die sowohl Merkmale von Kontaktverbindungen, als auch von tight junctions in sich vereinen (Hämmerling 2004, Hämmerling 2006, Baluk et al. 2007, Pfeiffer et al. 2008). Wie auch andere Arbeitsgruppen zuvor fanden wir an den

Sinusendothel-/Virgultumzellen in den Paraffinschnitten menschlicher Lymphknoten eine starke und sehr selektive Reaktion mit anti-*Desmoplakin*-Antikörpern an der Oberfläche der Zellen als Korrelat der *complexus adhaerentes*. Interessanterweise wurde *Desmoplakin* unter Kulturbedingungen deutlich seltener an der Oberfläche der Sinusendothel-/Virgultumzellen exprimiert als beispielsweise *Claudin-5*, welches ebenfalls als Bestandteil der *complexus adhaerentes* gilt. *Desmoplakin* konnte hier jedoch teilweise intrazellulär im perinukleären Bereich nachgewiesen werden. Die Ursache dieses Phänomens könnte allenfalls das Fehlen kommunizierender extrazellulärer Kontaktkomponenten des *complexus adhaerens* sein, die als einer der Gründe für die unter Kulturbedingungen beobachtbare vermutliche Entdifferenzierung der Zellen angesehen werden kann.

In welcher genauen funktionellen Beziehung die Bestandteile des *complexus adhaerens* zueinander stehen, ist noch wenig erforscht. Bekannt ist, dass die Größe und Form der Verbindungen und der Anteil ihrer Proteine erheblich variieren (Schmelz und Franke 1993, Franke et al. 1994, Schmelz et al. 1994). Die Verbindungen stehen über Aktin-Filamente bzw. Intermediärfilamente vom *Vimentin*-Typ in ihrer Umgebung in lockerem Kontakt zur extrazellulären Matrix (Franke et al. 1979, Franke et al. 1988), die, insbesondere im Bereich der Kapsel und der Trabekel Größe und Form der Sinus zu beeinflussen scheint (Moe 1963, Forkert et al. 1977, Compton und Raviola 1985, Yoshida und Takaya 1992, Wacker 1994, Crivellato und Mallardi 1998). Die Zellen enthalten auch Intermediärfilamente (Compton und Raviola 1985, Schmelz und Franke 1993, Wacker 1994, Franke et al. 1979, Franke et al. 1988), Schmelz und Franke 1993, Franke et al. 1989), die aber kaum in Verbindung mit den Plaques der *complexus adhaerentes* stehen. Vielmehr scheinen sie als intrazelluläre Anteile von Invaginationen ein Stützgerüst für von den Zellausläufern gebildete Kanäle zu bilden (Moe 1963, Crivellato und Mallardi 1998) und stehen als solches direkt in Verbindung mit der extrazellulären Matrix der fibroblastischen Retikulumzellen.

Dass in Sinusendothel-/Virgultumzellen viele andere desmosomale Proteine wie *N-Cadherin, E-Cadherin, Plakophilin 1-3, Desmoglein 1-4* und *Desmocollin 1-3* nicht, dafür aber *VE-Cadherin, Plakoglobin, p120, α-* und *β-Catenin*, oft in der unmittelbaren Nachbarschaft von *Desmoplakin* und tight-junction-Proteinen, nachweisbar sind, ist hinlänglich bekannt (Schmelz und Franke 1993, Schmelz et al. 1994, Hämmerling 2004, Hämmerling et al. 2006). Wie erstmals von B. Hämmerling und Mitarbeitern beschrieben, konnten auch wir das endothelzellspezifische tight-junction-Protein *Claudin-5* im Bereich der Zellmembran der Sinusendothel-/Virgultumzellen nachweisen (Hämmerling et al. 2006). Das Merkmal blieb auch unter Kulturbedingungen stabil. Darüber hinaus wurden dort von anderen Arbeitsgruppen Proteine aus der *JAM*-Familie (junctional adhesion molecules), namentlich *JAM-1*, *-2* und *-3*, und das Plaqueprotein *ZO-1* nachgewiesen (Aurrand-Lions et al. 2001, Hämmerling et al. 2006).

Gegenüber dem Lymphknotenparenchym werden die den Sinus bildenden Zellen durch eine inkomplette, gegenüber der Kapsel und den Trabekeln durch eine komplette Basallamina abgegrenzt. Mit beiden stellen die Dendriten der Zellen Kontakt her (Forkert et al. 1977). Innerhalb der Sinus ist keine Basallamina vorhanden (Wacker et al. 1997, Reilly et al. 1985, Pfeiffer et al. 2008). Entlang der inkompletten Basallamina fand man Poren bzw. Lücken (Forkert et al. 1977), durch die hindurch die Zellfortsätze von fibroblastischen Retikulumzellen und Makrophagen reichen (Crivellato und Mallardi 1998, Sakuma et al. 1981, Ushiki 1995). Letztere scheinen so von der parenchymatösen Seite aus Material aus den Sinus zu greifen, um es dann den Immunzellen zu präsentieren (Phan et al. 2007, Junt et al. 2007, Martinez-Pomares und Gordon 2007).

In der Literatur wurde mehrfach postuliert, dass es sich bei Sinusendothel-/Virgultumzellen um eine immunakzessorische, monozytogene Zellform handeln müsse (Raviola 1975, Crivellato und Mallardi 1998, Wacker 1994, Wacker et al. 1997, Kaldjian et al. 2001, Willard-Mack 2006). Wacker et al. (1997) hatten bereits festgestellt, dass Sinuswandzellen als ontogenetisch erste Subpopulation von antigenpräsentierenden Zellen des Lymphknotens erscheinen. Den Nachweis hatte die Gruppe mit *in-vivo*-Versuchen erbracht, wobei man beobachtet hatte, dass experimentell verabreichte Antigene zunächst von Sinuszellen in den Marginal- und Intermediärsinus der untersuchten Lymphknoten präsentiert werden und im Verlauf über den Marksinus durch die Pulpa in die Lymphfollikel wandern, wo sie schließlich von follikulären dendritischen Zellen präsentiert werden. Man beobachtete zugleich, dass entlang der gesamten Strecke der etwa 12 Stunden dauernden Antigenwanderung Plasmazellen in der Umgebung die Bildung von IgM gegen das verabreichte Antigen vollziehen (Wacker 1994).

Die Mechanismen, über die die Antigenpräsentation erfolgt, sind bisher nicht genauer bekannt, Wacker hielt lediglich fest, dass in den antigenpräsentierenden Sinuszellen kein Lysozym, wohl aber saure Esterase und saure Phosphatase nachweisbar sind. Er hob ihre dendritische Morphologie hervor und ordnete sie zusammenfassend in die Gruppe der monozytogenen Zellen ein, wie sie auch in anderen Organen zu beobachten sind, beispielsweise als Kupffer'sche Sternzellen der Leber, als Mesangiumzellen der Niere, als Peritoneal- und Alveolarmakrophagen und Makrophagen der Billroth'schen Pulpastränge in der Milz. Als zusätzlich erhärtend für diese Hypothese führte er die Kurzlebigkeit der Sinuszellen an, die analog zu anderen monozytogenen Gewebszellen eine Halbwertszeit von 3,1 Tagen aufweisen, dabei durchschnittlich eine Mitose vollziehen und deshalb aus weniger differenzierten Vorstufen heteroplastisch rekrutiert werden müssen. Unsere Beobachtung der relativen phänotypischen Instabilität der Sinusendothel-/Virgultumzellen unter Kulturbedingungen, wo sie schon nach fünf Passagen viele ihrer spezifischen Merkmale verloren hatten, scheint diese Annahmen zu bestätigen. Der postulierte monozytogene Ursprung der Zellen scheint wiederum durch unsere Beobachtung bestätigt, dass vereinzelt das Makrophagenantigen *CD68* fein granuliert im Zytoplasma der Sinusendothel-/Virgultumzellen nachweisbar ist (nicht gezeigt). Tatsächlich haben die den Sinus bildenden Zellen und follikuläre dendritische Zellen einige strukturelle und molekulare Gemeinsamkeiten, wie zum Beispiel *Desmoplakin* als Bestandteil ihrer Zell-Zellverbindungen (Schmelz et al. 1990, Schmelz et al. 1994, Schmelz und Franke 1993, Franke et al. 1994, Wacker 1994, Hämmerling et al. 2006). Als antigenpräsentierende Zellen scheinen sich Sinusendothel-/Virgultumzellen unter anderem auch durch die Expression von *Langerin* (*CD207*, Chikwava und Jaffe 2004) zu qualifizieren. Auch sind sie arm an Zellorganellen, enthalten aber zahlreiche Vesikel und sind nachweislich zur Aufnahme extrazellulärer Partikel, wie zum Beispiel Ferritin, fähig, wobei ihnen die für Makrophagen typischen Phagosomen und Phagolysosomen fehlen (Moe 1963, Forkert et al. 1977, Farr et al. 1980, Sakuma et al. 1981, Compton und Raviola 1985, Schmelz und Franke 1993,

Wacker 1994, Wacker et al. 1997, Ushiki et al. 1995, Crivellato und Mallardi 1998).

Während der Lymphpassage durch den Lymphknoten kommen Sinusendothel-/Virgultumzellen und in der Lymphe enthaltene Zellen ausgiebig in Kontakt miteinander. Daher liegt die Annahme nahe, dass den Sinusendothel-/Virgultumzellen eine spezifische Funktion bezogen auf diesen Kontakt zukommen muss. Die spezifischen morphologischen und molekularen Eigenschaften der Sinusendothel-/Virgultumzellen, die eine im Körper einzigartige Netzstruktur bilden, sollten sich dabei sowohl auf die Interaktion mit den Lymphbestandteilen, als auch die Durchlässigkeit der Sinuswände auswirken. Durch die Umschließung der extrazellulären Strukturen und die interzellulären Verbindungen bilden die Virgultumzellen eine große Oberfläche, die einen intensiven Kontakt mit der Lymphe ermöglicht. So entsteht insbesondere für Lymphozyten eine vergrößerte Kontaktfläche, die unter anderem Bindungsrezeptoren wie *CLEVER-1* (Irjala et al. 2003) enthält. Das durch die Virgultumzellen gebildete Netzwerk verlangsamt aller Wahrscheinlichkeit nach auch die Fliessgeschwindigkeit der Lymphe und erleichtert so die Erkennung, Bindung und Endozytose, sowie die weitere Verarbeitung von Antigenen aus der afferenten Lymphe. So wird höchstwahrscheinlich die phagozytotische Funktion der Sinusmakrophagen unterstützt (Smedsrød 2004).

Gegen einen monozytogenen Ursprung der Sinusendothel-/Virgultumzellen scheint vordergründig die Tatsache zu sprechen, dass die Zellen eine Vielzahl endothelialer Markermoleküle enthalten (Schmelz und Franke 1993, Schmelz et al. 1994, Hämmerling et al. 2006, Pfeiffer et al. 2008). Sie enthalten beispielsweise intrazellulär den Panendothelmarker *von-Willebrand-Faktor*, wobei bisher unklar ist, ob die Weibel-Palade-Körperchen, in denen er gespeichert wird, so auch in Sinusendothel-/Virgultumzellen vorkommen. Neben *von-Willebrand-Faktor* ist auch *CD31* in allen Sinusendothel-/Virgultumzellen im Bereich der Zellmembran nachweisbar. Das Antigen ist neben *Desmoplakin* und *Claudin-5* wegen seiner hohen Expressionsdichte ein sensitiver Marker zur Detektion von Sinusendothel-/Virgultumzellen. Bezüglich seiner Funktion liegt die Vermutung nahe, dass *CD31* eine wesentliche Rolle für die Adhäsion und Migration von Leukozyten spielt.

Ein weiterer Endothelmarker, welcher von den Sinusendothel-/Virgultumzellen nur sehr inkonsistent exprimiert wird, ist *CD34*. Es wird postuliert, dass *CD34* an der Oberfläche der Zellen unter physiologischen Bedingungen fehlt, während er im Sinne eines Aktivitätsmarkers unter pathologischen Bedingungen wie Entzündung und Tumormetastasierung exprimiert wird (Fiedler et al. 2006). Aufgrund unserer Befunde konnten wir jedoch zwischen dem Expressionsmuster von *CD34* und dem Aktivitäts- bzw. Regressionsgrad des entsprechenden Lymphknotens keinen Zusammenhang feststellen, so dass angenommen werden kann, dass es sich eher um einen Marker akuter als chronischer Aktivierung handelt.

Bei der Analyse von *Thrombomodulin* (*CD141*), einem Kofaktor der Thrombin-vermittelten Aktivierung von Protein-C (Suzuki et al. 1987), fiel uns ein bemerkenswertes Expressionsmuster an den Sinusendothel-/Virgultumzellen auf: Einige sinusbildende Zellen, vorwiegend im Randbereich der Sinus, exprimierten *CD141*, das auch von den direkt anliegenden perisinusoidalen Zellen des Parenchyms, am ehesten fibroblastischen Retikulumzellen, exprimiert wurde. Es ergibt sich die Frage, ob es sich um eine phänotypische Variante der Sinusendothel-/Virgultumzellen handelt, welche ihrer Lokalisation entsprechende Merkmale exprimierte. Dies würde die bereits anlässlich der inkonstanten *Desmoplakin*-Expression unter Kulturbedingungen vermutete Heteroplastizität der Zellen bestätigen.

Andere etablierte Endothelmarker wie *CD105* und *CD143* konnten wir an Sinusendothel-/Virgultumzellen nicht nachweisen.

Bezogen auf die Lymphendothelmarker finden sich ebenfalls Hinweise auf den endothelialen Charakter der Sinusendothel-/Virgultumzellen, welche im Gegensatz zu den *LYVE-1*-negativen, *Desmoplakin*-positiven follikulären dendritischen Zellen positiv für sowohl *LYVE-1* (Jackson et al. 2001, Wróbel et al. 2005, Hämmerling et al. 2006), als auch Desmoplakin sind. Auch ist an ihnen *VEGFR-3* in hoher Dichte nachweisbar, der ein anerkannter Lymphendothelmarker ist (Kaipainen et al. 1995). *Podoplanin* (Breiteneder-Geleff et al. 1999, Schacht et al. 2005), das als Lymphendothelmarker dermaler Lymphgefäße vorgestellt wurde, ist an Sinusendothel-/Virgultumzellen nur sehr vereinzelt nachweisbar, während die kleinen perinodalen Lymphgefäße durchgehend positiv für das Glykoprotein sind.

Aufgrund der von Sinusendothel-/Virgultumzellen nachweislich exprimierten allgemeinen Endothelmarker und spezifischen Lymphendothelmarker scheint es berechtigt, sie als endotheliale Zellen zu betrachten, die mit Lymphgefäßendothelzellen verwandt, aber nicht identisch sind. Das Fehlen von Keratinen und echten Desmosomen bei den sinusbildenden Zellen scheint zumindest die Beziehung zu den retikulär aufgebauten Zellarten beispielsweise der Tonsilla palatina und des Thymus auszuschließen. Hingegen wird ihr endothelialer Ursprung durch zahlreiche Befunde untermauert, insbesondere den Nachweis von *von-Willebrand-Faktor, CD31, VE-Cadherin, Claudin-5, JAM-A, LYVE-1, VEGFR-3* und *Desmoplakin*.

Von Blutgefäßendothelzellen unterscheiden sich Sinusendothel-/Virgultumzellen insbesondere durch die einzigartige molekulare Komposition des *complexus adhaerens*, aber auch durch die Abwesenheit von Protein *p0071*, einem Blutgefäßendothelmarker (Calkins et al. 2003), des Weiteren durch die variable und meist nur geringgradige Expression von *CD34*, welches in Blutgefäßendothelzellen ausgedehnt positiv ist.

Es bleibt fraglich, inwieweit diese Erkenntnisse, welche an flachen, dichten Endothelflächen gewonnen wurden, auf Sinusendothel-/Virgultumzellen übertragbar sind. Die funktionellen Anforderungen an diese Zellen sind sicher anderer Natur als diejenigen an die flachen Gefäßendothelzellen. Es erscheint also sinnvoll, die Sinusendothel-/Virgultumzellen *in situ* zu beobachten, um Einsichten über ihre Besonderheiten zu gewinnen.

Auch über die Eigenschaften der Virgultumzellen unter pathologischen Bedingungen ist erstaunlich wenig bekannt. Man kennt unter nicht-neoplastischen Bedingungen den Sinuskatarrh und die Sinushistiozytose. Der Sinuskatarrh ist der durch bakterielle Infektionen ausgelöste aktivierte Zustand des Lymphknotens, der durch erweiterte Sinus gekennzeichnet ist, in denen sich Leukozyten angesammelt haben. In solchen Zuständen ist eine Hyperplasie der Sinuswandzellen zu beobachten, die von Wacker (Wacker 1994) beschrieben wurde. Unter den Bedingungen der Sinushistiozytose, die sich im Drainagegebiet von chronisch entzündlichen Geweben und Tumoren entwickelt, finden wir in den erweiterten Sinus vergrößerte („geschwollene") Makrophagen mit resorptiven Vakuolen. Mit den spezifisch gegen Sinuswandzellen gerichteten Antikörpern können diese Veränderungen sichtbar gemacht werden. Die Zellen exprimieren unter anderem den Rezeptor *VEGFR-3* für den Wachstumsfaktor *VEGF-C*, der von einigen Tumorarten gebildet und in die Lymphe abgegeben wird. Somit könnten manche Tumoren an der Induktion der Sinushyperplasie beteiligt sein.

Die Sinus der Lymphknoten sind nicht nur erste Metastasierungsorte, sondern auch Ursprung einiger Neoplasien, die direkt und spezifisch aus den Parenchymzellen des Lymphknotens entstehen. Diese sind wegen fehlender spezifischer morphologischer Eigenschaften eine diagnostische Herausforderung, der mit Hilfe spezifischer molekularer Marker besser begegnet werden könnte.

Bereits Wacker (Wacker 1994) beschrieb den Fall eines Retikulosarkoms ausgehend von Sinuswandzellen. Von sinusbildenden Zellen ausgehende Sarkome, welche einem direkten Nachweis durch *LYVE-1* und *CD31* zugänglich sind (Krokowski et al. 2008), wären ein Beispiel für die verbesserten diagnostischen Möglichkeiten durch die Entdeckung spezifischer Marker.

5 Zusammenfassung

Ziel der vorliegenden Arbeit war eine erstmalige umfassende Charakterisierung der einzigartigen Zellpopulation der Sinusendothel-/Virgultumzellen des menschlichen Lymphknotens.

Es wurden zunächst breit angelegte immunhistochemische Untersuchungen von Paraffinschnitten menschlicher Lymphknoten aus den wichtigsten Körperregionen mit einem Set von Antikörpern gegen *Desmoplakin*, *CD31*, *CD34* und *Claudin 5* durchgeführt, entsprechend der Annahme, dass der untersuchte Zelltyp neben endothelialen Eigenschaften (*CD31* als Panendothelmarker) mithilfe des *complexus adhaerens* auch Filter- und Barrierefunktionen (*Desmoplakin* als Desmosomenmarker, *Claudin 5* als tight-junction-Marker) habe und sich zugleich von Blutgefäßendothelzellen unterscheide (*CD34* als Blutgefäßendothelmarker). Die Ergebnisse bestätigten diese Annahme mit der Ausnahme eines variierenden Anteiles von Sinusendothel-/Virgultumzellen, welche *CD34* exprimierten, was am ehesten als Zeichen akuter proliferativer Aktivität zu werten sein könnte (*CD34* als unspezifischer Aktivierungsmarker). Ferner wurde deutlich, dass es eine nach Körperregionen variierende Breite und Dichte der Sinus vorlag, wobei in der iliakalen Region im Vergleich zu anderen Körperregionen bei den untersuchten Lymphknoten eine deutlich höhere Dichte und Breite der Sinus festzustellen war.

Auf diesen Erkenntnissen basierend erfolgte die eingehende Untersuchung von Paraffinschnitten menschlicher Lymphknoten der iliakalen Körperregion. Es wurden nun weitere endothel- bzw. lymphendothelspezifische Markermoleküle untersucht, namentlich *CD141*, *CD143* und *vWF* als Endothelmarker, sowie *LYVE-1*, *Podoplanin* und *VEGFR-3* als mutmaßliche Lymphendothelmarker.

Da gegen *LYVE-1* zum Zeitpunkt unserer Untersuchungen keine Antiseren kommerziell verfügbar waren, stellten wir selbst ein polyklonales Antiserum gegen das Antigen her. Zunächst war festzustellen, dass die Sinusendothel-/Virgultumzellen der untersuchten Lymphknoten neben *Desmoplakin*, *CD31* und *Claudin-5* auch regelmäßig *vWF*, *LYVE-1* und *VEGFR-3* exprimierten. Die Endothelmarker *CD141*, *CD143* und das als lymphendothelspezifisch geltende

Podoplanin konnten dagegen an Sinusendothel-/Virgultumzellen nicht nachgewiesen werden, obschon es von einigen Endothelzellen der umliegenden Lymphgefäße deutlich exprimiert wurde. Es erfolgte im nächsten Schritt die Untersuchung von $CD31^{pos}/CD34^{neg}$-affinitätsangereicherten vitalen Sinusendothel-/Virgultumzellen aus iliakalen menschlichen Lymphknoten unter Kulturbedingungen. Dabei zeigte sich, dass trotz der Anreicherung keine Reinkultur hergestellt werden konnte, vielmehr zeigte sich eine uneinheitliche Zellpopulation, welche nur teilweise die gesuchten Sinusendothel-/Virgultumzellen enthielt. Die übrigen Zellen waren am ehesten unbeabsichtigt mit angereicherte Lymph- oder Blutgefäßendothelzellen oder Zellen, die unter Kulturbedingungen entdifferenzierten und nicht mehr die gesuchten spezifischen Merkmale aufwiesen. Die vergleichsweise kleine Fraktion der gesuchten Zellen zeigte in den frühen Passagen durchaus das erwartete Expressionsmuster von *Desmoplakin*, *CD31*, *Claudin 5*, *LYVE-1* und *VEGFR-3*, jedoch nicht in derselben quantitativen Ausprägung wie zuvor an den Paraffinschnitten beobachtet. Beispielsweise konnte *VEGFR-3* an den kultivierten Zellen durchgehend membranständig nachgewiesen werden, während *LYVE-1* nur bei einem Teil der Zellen diffus an der Zelloberfläche vorkam. *Desmoplakin* seinerseits war ebenfalls nur bei einem Teil der Zellen im klassischen Muster membranständig lokalisiert, beim größeren Teil der Zellen war es intrazellulär im perinukleären Bereich zu finden, der am ehesten dem endoplasmatischen Retikulum bzw. dem Golgi-Apparat entspricht, wahrscheinlich als Korrelat präformierter Zellverbindungsstrukturen, die nicht an die Zelloberfläche gelangten. Diese Abweichungen nahmen mit der Passagierung der Zellen zu, so dass die Vermutung einer zunehmenden Entdifferenzierung der Zellen unter den beschriebenen Kulturbedingungen naheliegt.

Die Sinusendothel-/Virgultumzellen können als ein spezifischer endothelialer Zelltyp angesehen werden, der in Beziehung zum Lymphgefäßendothel steht, jedoch nicht damit identisch ist und einen Zellverband bildet, der als zusammenhängendes dreidimensionales Netz eine größtmögliche Oberfläche bildet. Somit vermag dieses Netzwerk die Fließgeschwindigkeit der Lymphe zu drosseln und mit den darin enthaltenden Partikeln, Komplexen, Molekülen und Zellen, insbesondere Immunzellen, zu interagieren.

6 Literaturverzeichnis

Alexander JS, Jackson SA, Chaney E, Kevil CG, Haselton FR (1998) The role of cadherin endocytosis in endothelial barrier regulation: involvement of protein kinase C and actin-cadherin interactions. Inflammation 22:419-433

Allport JR, Ding H, Collins T, Gerritsen ME, Luscinskas FW (1997) Endothelial-dependent mechanisms regulate leukocyte transmigration: a process involving the proteasome and disruption of the vascular endothelial-cadherin complex at endothelial cell-to-cell junctions. J Exp Med 186:517-527

Andrian UH von, Mempel TR (2003) Homing and cellular traffic in lymph nodes. Nat Rev Immunol 3:867-878

Aschoff L (1924) Das reticulo-endotheliale System. Ergeb Inn Med Kinderheilkd 26:1-118

Auckland K, Reed RK (1993) Interstitial-lymphatic mechanisms in the control of extracellular fluid volume. Physiol Ver 73:1-78

Aurrand-Lions M, Duncan L, Ballestrem C, Imhof BA (2001) JAM-2, a novel immunoglobulin superfamily molecule, expressed by endothelial and lymphatic cells. J Biol Chem 276:2733-2741

Bajénoff M, Egen JG, Koo LY, Laugier JP, Brau F, Glaichenhaus N, Germain RN (2006) Stromal cell networks regulate lymphocyte entry, migration, and territoriality in lymph nodes. Immunity 25:989-1001

Baluk P, Fuxe J, Hashizume H, Romano T, Lashnits E, Butz S, Vestweber D, Corada M, Molendini C, Dejana E, McDonald DM (2007) Functionally specialized junctions between endothelial cells of lymphatic vessels. J Exp Med 204:2349-2362

Banerji S, Ni J, Wang SX, Clasper S, Su J, Tammi R, Jones M, Jackson DG (1999) LYVE-1, a New Homologue of the CD44 Glycoprotein, Is a Lymph-specific Receptor for Hyaluronan. J Cell Biol 144 (4):789-801

Bazzoni G, Dejana E (2004) Endothelial Cell-to-Cell Junctions: Molecular Organization and Role in Vascular Homeostasis. Physiol Rev 84:869-901

Belloni PN, Tressler RJ (1990) Microvascular endothelial cell hetreogeneity: interactions with leukocytes and tumor cells. Cancer Metastasis Rev 8:353-389

Bergstrom K, Werner B (1966) Proteins in human thoracic duct lymph. Studies on the distribution of some proteins between lymph and blood. Acta Chir Scand 131:413-422

Bierman HR (1953) The characteristics of thoracic duct lymph in man. J Clin Invest 32:637-649

Bouïs D, Hospers GA, Meijer C, Molema G, Mulder NH (2001) Endothelium in vitro: a review of human vascular endothelial cell lines for blood vessel-related research. Angiogenesis 4(2), 91-102.

Bradford MM (1976) A rapid and sensitive method for the quantitation of microgram quantities of protein utilizing the principle of protein-dye binding. Anal Biochem 7 (72):248-54

Breiteneder-Geleff S, Matsui K, Soleiman A, Meraner P, Poczewski H, Kalt R, Schaffner G, Kerjaschki D (1997) Podoplanin, Novel 43-kd Membrane Protein of Glomerular Epithelial Cells, Is Down-Regulated in Puromycin Nephrosis. Am J Pathol 151 (4):1141-1152

Breiteneder-Geleff S, Soleiman A, Kowalski H, Horvat R, Amann G, Kriehuber E, Diem K, Weninger W, Tschachler E, Alitalo K, Kerjaschki D (1999a) Angiosarcomas Express Mixed Endothelial Phenotypes of Blood and Lymphatic

Capillaries: podoplanin as a specific marker of lymphatic endothelium. Am J Pathol 154 (2):385-394

Breiteneder-Geleff S, Soleiman A, Horvat R, Amann G, Kowalski H, Kerjaschki D (1999b) Podoplanin: a specific marker for lymphatic endothelium expressed in angiosarcomas. Ver Dtsch Ges Pathol 83:270-275

Byzova TV, Goldman CK, Jankau J, Chen J, Cabrera G, Achen MG, Stacker SA, Carnevale KA, Siemionow M, Deitcher SR, DiCorleto PE (2002) Adenovirus encoding vascular endothelial growth factor-D induces tissue-specific vascular patterns in vivo. Blood 99:4434-4442

Calkins CC, Hoepner BL, Law CM, Novak MR, Setzer SV, Hatzfeld M, Kowalczyk AP (2003) The armadillo family protein p0071 is a VE-cadherin- and desmoplakin-binding protein. J Biol Chem 278:1774-1783

Cao Y, Linden P, Farnebo J, Cao R, Eriksson A, Kumar V, Qi J-H, Cleasson-Welsh L, Alitalo K (1998) Vascular endothelial growth factor C induces angiogenesis in vivo. Proc Natl Acad Sci USA 95:14389-14394

Carreira CM, Nasser SM, di Tomaso E, Padera TP, Boucher Y, Tomarev SI, Jain RK (2001) LYVE-1 is not restricted to the lymph vessels: expression in normal liver blood sinusoids and down-regulation in human liver cancer and cirrhosis. Cancer Res 61 :8079-8084

Casley-Smith JR, Foldi-Borsok E, Foldi M (1976) The prelymphatic pathways of the brain as revealed by cervical lymphatic obstruction and the passage of particles. Br J Exp Pathol 57:179-188

Chikwava K, Jaffe R (2004) Langerin (CD207) staining in normal pediatric tissues, reactive lymph nodes, and childhood histiocytic disorders. Pediatr Dev Pathol 7:607-614

Clark AH (1912) On the fate of the jugular lymph sacs and the development of the lymph channels in the neck of the pig. Am J Anat 14:47-62

Compton CC, Raviola E (1985) Structure of the sinus-lining cells in the popliteal lymph node of the rabbit. Anatomical record 212:408-423

Crivellato E, Mallardi F (1998) The sinus endothelial cell architecture in the mouse lymph node. Structural peculiarities and close correlation with the fibroblastic reticular cells. J Submicrosc Cytol Pathol 30 (4):495-502

Danilov SM, Muzykantov VR, Martynov AV, Atochina EN, Sakharov IY, Trakht IN, and Smirnov VN (1991) Lung is the target organ for the monoclonal antibodies to angiotensin-converting enzyme. Lab Invest 64:118-124

DeLisser HM, Newman PJ, Albelda SM (1994) Molecular and functional aspects of PECAM-1/CD31. Immunol Today 15:490-495

Drinker CK, Wislocki GB, Field ME (1933) The structure of the sinuses of the lymph nodes. Anat Rec 56:261-273

Drinker CK, Field ME, Ward HK (1934) The filtering capacitiy of lymph nodes. J Exp Med 59:393-405

Duff SE, Li C, Garland JM, Kumar S (2003) CD105 is important for angiogenesis: evidence and potential applications. FASEB J 17:984-992

Ebata N, Nodasaka Y, Sawa Y, Yamaoka Y, Makino S, Totsuka Y, Yoshida S (2001) Desmoplakin as a specific marker of lymphatic vessels. Microvasc Res 61(1):40-8

Farr AG, Cho Y, DeBruyn PP (1980) The Structure of the Sinus Wall of the Lymph Node Relative to its Endocytic Properties and Transmural Cell Passage. Am J Anat 157:265-284

Ferber A, Yaen C, Sarmiento E, Martinez J (2002) An octapeptide in the juxtamembrane domain of VE-cadherin is important for p120ctn binding and cell proliferation. Exp Cell Res 274:35-44

Fiedler U, Christian S, Koidl S, Kerjaschki D, Emmett MS, Bates DO, Christofori G, Augustin HG (2006) The sialomucin CD34 is a marker of lymphatic endothelial cells in human tumors. Am J Pathol 168:1045-1053

Forkert PG, Thliveris JA, Bertalanffy FD (1977) Structure of sinuses in the human lymph node. Cell Tissue Res 183(1):115-30

Foster RS Jr (1996) General anatomy of the lymphatic system. Surg Oncol Clin N Am 5:1-13

Franke WW, Schmid E, Osborn M, Weber K (1979) Intermediate-sized filaments of human endothelial cells. J Cell Biol 81:570-580

Franke WW, Cowin P, Grund C, Kuhn C, Kapprell HP (1988) The endothelial junction. The plaque and its components. In: Simionescu N, Simionescu M (eds) Endothelial cell biology in health and disease. Plenum, New York, 147-166

Franke WW, Jahn L, Knapp AC (1989) Cytokeratins and desmosomal proteins in certain epithelioid and nonepithelial cells. In: Osborn M, Weber K (eds) Cytoskeletal proteins in tumor diagnosis. Current communications in molecular biology. Cold Spring Harbour Laboratory, Cold Spring Harbor, 151-172

Franke WW, Koch PJ, Schäfer S, Heid HW, Troyanovsky SM, Moll I, Moll R (1994) The desmosome and the syndesmos: cell junctions in normal development and in malignancy. Princess Takamatsu Symp 24:14-27

Gavard J, Gutkind JS (2006) VEGF controls endothelial-cell permeability by promoting the beta-arrestin-dependent endocytosis of VE-cadherin. Nat Cell Biol 8:1223-1234

Gory-Fauré S, Prandini M-H, Pointu H, Roullot V, Pignot-Paintrand I, Vernet M, Huber P (1999) Role of vascular endothelial-cadherin in vascular morphogenesis. Development 126:2093-2102

Gretz JE, Anderson AO, Shaw S (1997) Cords, channels, corridors and conduits: critical architectural elements facilitating cell interactions in the lymph node cortex. Immunological Reviews 156:11-24

Gretz JE, Norbury CC, Anderson AO, Proudfoot AE, Shaw S (2000) Lymph-borne chemokines and other low molecular weight molecules reach high endothelial venules via specialized conduits while a functional barrier limits access to the lymphocyte microenvironments in lymph node cortex. J Exp Med 192:1425-1440

Herrmann H, Wiche G (1987) Plectin and IFAP-300K are homologous proteins binding to microtbules-associated proteins 1 and 2 and to the 240-kilodalton subunit of spectrin. J Biol Chem 262:1320-1325

Hämmerling B (2004) Molekulare Charakterisierung der verschiedenen Zell-Zell-Verbindungsstrukturen ("Junctions") in Lymphknoten höherer Säugetiere. [Molecular characterization of the diverse cell-cell-junctions in lymph nodes of higher mammals]. M.D. Thesis. Faculty of Medicine, Ruprechts-Karls-University, Heidelberg, Germany

Hämmerling B, Grund C, Bode-Heggemann J, Moll R, Franke WW (2006) The complexus adhaerens of mammalian lymphatic endothelia revisited: a junction even more complex than hitherto thought. Cell Tissue Res 324:55-67

Haselton FR, Heimark RL (1997) Role of cadherins 5 and 13 in the aortic endothelial barrier. J Cell Physiol 171:243-251

Hong YK, Harvey N, Noh YH, Schacht V, Hirakawa S, Detmar M, Oliver G (2002) Prox1 Is a Master Control Gene in the Program Specifying Lymphatic Endothelial Cell Fate. Developmental Dynamics 225:351-357

Huntington GS, McClure CFW (1910) The anatomy and development of the jugular lymph sac in the domestic cat (Felis domestica). Am J Anat 10:177-311

Irjala H, Elima K, Johansson EL, Merinen M, Kontula K, Alanen K, Grenman R, Salmi M, Jalkanen S (2003) The same endothelial receptor controls lymphocyte traffic both in vascular and lymphatic vessels. Eur J Immunol 33:815-824

Iyer S, Ferreri DM, DeCocco NC, Minnear FL, Vincent PA (2004) VE-cadherin-p120 interaction is required for maintenance of endothelial barrier function. Am J Physiol Lung Cell Mol Physiol 286:L1143-L1153

Jackson DG, Prevo R, Clasper S, Banerji S (2001) LYVE-1, the lymphatic system and tumor lymphangiogenesis. Trends in Immunology 22 (6):317-321

Jeltsch M, Tammela T, Alitalo K, Wilting J (2003) Genesis and pathogenesis of lymphatic vessels. Cell Tissue Research 314:69-84

Johnson-Léger C, Aurrand-Lions M, Imhof BA (2000) The parting of the endothelium: miracle, or simply a junctional affair? J Cell Sci 113:921-933

Joukov V, Pajusola K, Kaipainen A, Chilov D, Lahtinen I, Kukk E, Saksela O, Kalkkinen N, Alitalo K (1996) A novel vascular endothelial growth factor, VEGF-C, is a ligand for the FLT4 (VEGFR-3) and KDR (VEGFR-2) receptor tyrosine kinases. EMBO J 15:1751

Joukov V, Sorsa T, Kumar V, Jeltsch M, Claesson-Welsh L, Cao Y, Saksela O, Kalkkinen N, Alitalo K (1997) Proteolytic processing regulates receptor specifity and activity of VEGF-C. EMBO J 16:3989-391

Junt T, Moseman EA, Iannacone M, Massberg S, Lang PA, Boes M, Fink K, Henrickson SE, Shayakhmetov DM, Di Paolo NC, Rooijen N van, Mempel TR, Whelan SP, Andrian UH von (2007) Subcapsular sinus macrophages in lymph nodes clear lymphborne viruses and present them to antiviral B cells. Nature 450:110-114

Jussila L, Alitalo K (2002) Vascular Growth Factors and Lymphangiogenesis. Physiol Rev 82:673-700

Kaipainen A, Korhonen J, Pajusola K, Aprelikova O, Persico MG, Terman BI, Alitalo K (1993) The related FLT4, FLT1, and KDR receptor kinases show distinct expression patterns in human fetal endothelial cells. J Exp Med 178:2077-2088

Kaipainen A, Korhonen J, Mustonen T, van Hinsbergh VWM, Fang G-H, Dumont D, Breitman M, and Alitalo K (1995) Expression of the fms-like Tyrosine kinase FLT4 gene becomes restricted to lymphatic endothelium during development. Proc Natl Acad Sci USA 92:3566-3570

Kato S, Shimoda H, Ji RC, Miura M (2006) Lymphangiogenesis and expression of specific molecules as lymphatic endothelial cell markers. Anat Sci Int 81 (2): 71-83

Kaldjian EP, Gretz JE, Anderson AO, Shi Y, Shaw S (2001) Spatial and molecular organization of lymph node T cell cortex: a labyrinthine cavity bounded by an epithelium-like monolayer of fibroblastic reticular cells anchored to basement membrane-like extracellular matrix. Int Immunol 13:1243-1253

Kampmeier OF (1912) The development of the thoracic duct in the pig. Am J Anat 13:401-475

Kansas GS (1996) Selectins and their ligands: current concepts and controversies. Blood 88:3259-3287

Kevil CG, Payne DK, Mire E, Alexander JS (1998) Vascular permeability factor/vascular endothelial cell growth factor-mediated permeability occurs through disorganization of endothelial junctional proteins. J Biol Chem 273:15099-15103

Kinmonth J, Taylor G (1956) Spontaneous rhythmic contractility in human lymphatics. J Physiol (London) 133, 3P

Kinnaert P (1973) Pressure measurements in the cervical portion of the thoracic duct in man. Br J Surg 60:558-561

Klein J (1990) Immunology, Blackwell, Oxford

Konstantopoulos K, McIntire LV (1996) Perspectives Series: Cell Adhesion in Vascular Biology. Effects of Fluid Dynamic Forces on Vascular Cell Adhesion. J Clin Invest 98 (12):2661-2665

Kriehuber E, Breiteneder-Geleff S, Groeger M, Soleiman A, Schoppmann SF, Stingl G, Kerjaschki D, Maurer D (2001) Isolation and Characterization of Dermal Lymphatic and Blood Endothelial Cells Reveal Stable and Functionally Specialized Cell Lineages. J Exp Med 194 (6):797-808

Krokowski M, Merz H, Thorns C, Bernd HW, Schade U, Le TA, Diebold J, Feller AC (2008) Sarcoma of follicular dendritic cells with features of sinus lining cells—a new subtype of reticulum cell sarcoma? Virchows Arch 452:565-570

Kubo H, Fujiwara T, Jussila L, Hashi H, Ogawa M, Shimizu K, Awane M, Sakai Y, Takabayashi A, Alitalo K (2000) Involvement of vascular endothelial growth factor receptor-3 in maintenance of integrity of endothelial cell lining during tumor angiogenesis. Blood 96:546-553

Kukk E, Lymboussaki A, Taira S, Kaipainen A, Jeltsch M, Joukov V, Alitalo K (1996) VEGF-C receptor binding and pattern of expression with VEGFR-3 suggests a role in lymphatic vascular development. Development 122:3829-3837

Laemmli UK (1970) Cleavage of structural proteins during the assembly of the head of bacteriophage T4. Nature 227:680-685

Lambeng N, Wallez Y, Rampon C, Cand F, Christe G, Gulino-Debrac D, Vilgrain I, Huber P (2005) Vascular endothelial-cadherin tyrosine phosphorylation in angiogenic and quiescent adult tissues. Circ Res 96:384-391

Landis EM, Pappenheimer JR (1963) Exchange of substances through the capillary wall. Pow (ed) Handbook of physiology. American physiological society, Washington, 961-1073

Leak LV, Burke JF (1968) Ultrastructural studies on the lymphatic anchoring filaments. J Cell Biol 36:129-149

Linder E, Blomstrand R (1958) Technic for collection of thoracic duct lymph of man. Prc Soc Exp Biol Med 97:653-657

Lymboussaki A, Partanen TA, Oloffson B, Thomas-Crussels J, Fletcher CD, de Waal RM, Kaipainen A, Alitali K (1998) Expression of the vascular endothelial growth factor C receptor VEGFR-3 in lymphatic endothelium of the skin and in vascular tumors. Am J Pathol 153:395-403

Makinen T, Veikkola T, Mustjoki S, Karpanen T, Catimel B, Nice EC, Wise L, Mercer A, Kowalski H, Kerjaschki D, Stacker SA, Achen MG, Alitalo K (2001) Isolated lymphatic endothelial cells transduce growth, survival an migratory signals via the VEGF-C/D receptor VEGFR-3. EMBO J 20(17):4762-4773

Mannucci PM (1998) Von Willebrand factor: a marker of endothelial damage? Arterioscler thromb vasc biol 18:1359-1362

Marconcini L, Marchio S, Morbidelli L, Cartocci E, Albini A, Ziche M, Bussolino F, Oliviero S (1999) c-fos-induced growth factor/vascular endothelial growth factor D induces angiogenesis in vivo and in vitro. Proc Natl Acad Sci USA 96:9671-9676

Martinez-Pomares L, Gordon S (2007) Antigen presentation the macrophage way. Cell 131:641-643

McKenney JK, Weiss SW, Folpe AL (2001) CD31 Expression in Intratumoral Macrophages: A potential Diagnostic Pitfall. Am J Surg Pat 25 (9):1167-1173

Middel P, Patterson BW, Ophemert Iv, Wacker HH, Parwaresch MR, Radzun HJ, Zschunke F (2002) Cloning of a complementary DNA encoding the unique dendritic cell antigen Ki-M9. Cell and Tissue Research 307:347-355

Moe RE (1963) Fine structure of the reticulum and sinuses of lymph nodes. Am J Anat 112:311-335

Moll R, Sievers E, Hämmerling B, Schmidt A, Barth M, Kuhn C, Grund C, Hofmann I, Franke WW (2009) Endothelial and virgultar cell formations in the mammalian lymph node sinus: endothelial differentiation morphotypes characterized by a special kind of junction (complexus adhaerens). Cell Tissue Res (2009) 335:109-141

Mustonen T, Alitalo K (1995) Endothelial receptor kinases involved in angiogenesis. J Cell Biol 129:895-898

Newman PJ (1997) Perspectives series: Cell adhesion in vascular biology. The biology of PECAM-1. J Clin Invest 99 (1):3-8

Niemelä H, Elima K, Henttinen T, Irjala H, Salmi M, Jalkanen S (2005) Molecular identification of PAL-E, a widely used endothelial-cell marker. Blood 106 (10):3405-3409

Nitta T, Hata M, Gotoh S, Seo Y, Sasaki H, Hashimoto N, Furuse M, Tsukita S (2003) Size-selective loosening of the blood-brain barrier in claudin-5-deficient mice. J Cell Biol 161:653-660

Ohtani O, Ohtani Y (2008) Organization and developmental aspects of lymphatic vessels. Arch Histol Cytol 71 (1): 1-22

Oliver G, Detmar M (2002) The rediscovery of the lymphatic system: old and new insights into the development and biological function of the lymphatic vasculature. Genes and Development 16:773-783

Olszewski WL, Engeset A (1980) Intrinsic contractility of prenodal lymph vessels and lymph flow in human leg. Am J Physiol 239:H775-H783

Partanen TA, Makinen T, Arola J, Suda T, Weich HA, Alitalo K (1999a) Endothelial growth factor receptors in human fetal heart. Circulation 100:583-586

Partanen TA, Alitalo K, Miettinen M (1999b) Lack of specifity of vascular endothelial growth factor receptor 3 in 185 vascular tumors. Cancer 86:2406-2416

Partanen TA, Arola J, Saaristo A, Jussila L, Ora A, Miettinen M, Stacker SA, Achen MG, and Alitalo K (2000) VEGF-C and VEGF-D expression in neuroendocrine cells and their receptor, VEGFR-3, in fenestrated blood vessels in human tissues. FASEB J 14:2087-2096

Pepper MS (2001) Lymphangiogenesis and Tumor Metastasis: Myth or Reality? Clinical Cancer Research 7:462-468

Pepper MS, Tille J-C, Nisato R, Skobe M (2003) Lymphangiogenesis and tumor metastasis. Cell Tissue Res 314:167-177

Peters KG, De Vries C, Williams LT (1993) Vascular endothelial growth factor receptor expression during embryogenesis and tissue repair suggests a role in endothelial differentiation and blood vessel growth. Proc Natl Acad Sci USA 90:8915-8919

Petrova TV, Mäkinen T, Mäkelä TP, Saarela J, Virtanen I, Ferrell RE, Finegold DN, Kerjaschki D, Ylä-Herttuala S, Alitalo K (2002) Lymphatic endothelial reprogramming of vascular endothelial cells by the Prox-1 homeobox transcription factor. EMBO J 21 (17):4593-4599

Pfeiffer F, Kumar V, Butz S, Vestweber D, Imhof BA, Stein JV, Engelhardt B (2008) Distinct molecular composition of blood and lymphatic vascular endothelial cell junctions establishes specific functional barriers within the peripheral lymph node. Eur J Immunol 38:2142-2155

Phan TG, Grigorova I, Okada T, Cyster JG (2007) Subcapsular encounter and complement-dependent transport of immune complexes by lymph node B cells. Nat Immunol 8:992-1000

Podgrabinska S, Braun P, Velasco P, Kloos B, Pepper MS, Jackson DG, Skobe M (2002) Molecular characterization of lymphatic endothelial cells. PNAS 99 (25):16069-16074

Prevo R, Banerji S, Ferguson DJ, Clasper S, Jackson DG (2001) Mouse LYVE-1 is an endocytic receptor for hyaluronan in lymphatic endothelium. J Biol Chem 276:19420-19430

Prevo R, Banerji S, Ni J, Jackson DG (2004) Rapid plasma membrane-endosomal trafficking of the lymph node sinus and high endothelial venule scavenger receptor/homing receptor stabilin-1 (FEEL-1/CLEVER-1). J Biol Chem 279:52580-52592

Puri MC, Partanen J, Rossant J, Bernstein A (1999) Interaction of the TEK and TIE receptor tyrosine kinases during cardiovascular development. Development 126:4569-4580

Putte SC van der (1975a) The early development of the lymphatic system in mouse embryos. Acta Morphol Nederl Scand 13:245-286

Putte SC van der (1975b) The development of the lymphatic system in man. Adv Anat Embryol Cell Biol 51:3-60

Quinn TP, Peters KG, De Vries C, Ferrara N, Williams LT (1993) Fetal liver kinase 1 is a receptor for vascular endothelial growth factor and is selectively expressed in vascular endothelium. Proc Natl Acad Sci USA 90:7533-7537

Ratcliffe MJ, Smales C, Staddon JM (1999) Dephosphorylation of thecatenins p120 and p100 in endothelial cells in response to inflammatory stimuli. Biochem J 338:471-478

Raviola E (1975) Lymph nodes. In: Bloom W, Fawcett DW (eds) A textbook of histology. Saunders, Philadelphia, 471-486

Raviola, E (1993) Lymph nodes. In: Bloom and Fawcett, A textbook of histology. by Fawcett, DW & Raviola, E - 12th ed. London: Chapman & Hall, 447-459

Reilly JT, Nash JR, Mackie MJ, McVerry BA (1985) Distribution of fibronectin and laminin in normal and pathological lymphoid tissue. J Clin Pathol 38:849-854

Reis-Filho JS, Schmitt FC (2003) Lymphangiogenesis in Tumors: What Do We Know? Microscopy Research and Technique 60:171-180

Remmele W (1984) Morphologische und funktionelle Gliederung des Lymphknotens. Pathologie 1, Springer Heidelberg, 565-571

Rishi AK, Joyce-Brady M, Fisher J, Dobbs LG, Floros J, VanderSpek J, Brody JS, Williams MC (1995) Cloning, characterization, and development expression of a rat lung alveolar type I cell gene in embryonic endodermal and neural derivatives. Dev Biol 167:294-306

Sabin FR (1902) On the origin of the lymphatic system from the veins and the development of the lymph hearts and the thoracic duct in the pig. Am J Anat 9:43-91

Sacchi G, Weber E, Agliano A, Raffaeli N, Comparini L (1997) The Structure of Superficial Lymphatics in the Human Thigh: Precollectors. Anat Rec 247:53-62

Sainte-Marie G, Peng FS (1986) Diffusion of a lymph-carried antigen in the fiber network of the lymph node of the rat. Cell Tissue Res 245:481-486

Sakuma H, Kasajima T, Imai Y, Kojima M (1981) An electron microscopic study on the reticuloendothelial cells in the lymph nodes. Acta Pathol Jpn 31:449-472

Salven P, Mustjoki S, Alitalo R, Alitalo K, Rafii S (2003) VEGFR-3 and CD133 identify a population of CD34+ lymphatic/vascular endothelial precursor cells. Blood 101:168-172

Sauter B, Foedinger D, Sterniczky B, Wolff K, Rappersberger K (1998) Immunoelectron microscopic characterization of human dermal lymphatic microvascular endothelial cells. Differential expression of CD31, CD34, and type IV collagen with lymphatic endothelial cells vs. blood capillary endothelial cells in normal human skin, lymphangioma, and hemangioma in situ. J Histochem 46:165-176

Schacht V, Dadras SS, Johnson LA, Jackson DG, Hong YK, Detmar M (2005) Up-regulation of the lymphatic marker podoplanin, a mucin-type transmembrane glycoprotein, in human squamous cell carcinomas and germ cell tumors. Am J Pathol 166:913-921

Schmelz M, Moll R, Franke WW (1990) A new type of intercellular junction: desmosomal proteins in the extended junctions of certain endothelial cells of the lymphatic systems. Cell Biol Int Rep 14:54

Schmelz M, Franke WW (1993) Complexus adhaerentes, a new group of desmoplakin-containing junctions in endothelial cells: The syndesmos connecting Virgultumial cells of lymph nodes. European Journal of Cell Biology 61:274-289

Schmelz M, Moll R, Kuhn C, Franke WW (1994) Complexus adhaerentes, a new group of desmoplakin-containing junctions in endothelial cells: II. Different Types of lymphatic vessels. Differentiation 57:97-117

Schmid-Schonbein GW (1990a) Mechanisms causing initial lymphatics to expand and compress to promote lymph flow. Arch Histol Cytol 53 (Suppl):107-114

Schmid-Schonbein GW (1990b) Microlymphatics and lymph flow. Physiol Rev 70:987-1028

Schneider M, Othman-Hassan K, Christ B, Wilting J (1999) Lymphangioblasts in the avian wing bud. Dev Dyn 216:311-319

Schoppmann SF, Birner P, Stöckl J, Kalt R, Ullrich R, Caucig C, Kriehuber E, Nagy N, Alitalo K, Kerjaschki D (2002) Tumor-associated macrophages express lymphatic endothelial growth factors and are related to peritumoral lymphangiogenesis. Am J Pathol 161 (3):947-956

Sixt M, Kanazawa N, Selg M, Samson T, Roos G, Reinhardt DP, Pabst R, Lutz MB, Sorokin L (2005) The conduit system transports soluble antigens from the afferent lymph to resident dendritic cells in the T cell area of the lymph node. Immunity 22:19-29

Skobe M, Hamberg LM, Hawghorst T, Schirner, Wolf GL, Alitalo K, Detmar M (2001) Concurrent induction of lymphangiogenesis, angiogenesis, and macrophage recruitment by vascular endothelial growth factor-C in melanoma. Am J Pathol 159:893-903

Singer II, Tian M, Wickham LA, Lin J, Matheravidathu SS, Forrest MJ, Mandala S, Quackenbush EJ (2005) Sphingosine-1-phosphate agonists increase macrophage homing, lymphocyte contacts, and endothelial junctional complex formation in murine lymph nodes. J Immunol 175:7151-7161

Sleeman JP, Krishnan J, Kirkin V, Baumann P (2001) Markers for the Lymphatic Endothelium: In Search of the Holy Grail? Microscopy Research and Technique 55:61-69

Smedsrød B (2004) Clearance function of scavenger endothelial cells. Comp Hepatol 3 (Suppl 1):S22

Springer TA (1990) Adhesion receptors of the immune system. Nature 346, 425-434, Carlos TM, Harlan JM (1994) Leukocyte-endothelial adhesion molecules. Blood 84:2068-2101

Stacker SA, Ceasar C, Baldwin ME, Thornton GE, Williams RA, Prevo R, Jackson DG, Nishikawa SI, Kubo H, Achen MG (2001) VEGF-D promotes the metastatic spread of tumor cells via the lymphatics. Nature Medicine 7 (2):186-191

Starling EH (1895-96) On the absorption of fluids from the connective tissue spaces. J Physiol (London) 19:312-326

Stella CC, Cazzola M, de Fabritiis P, de Vincentiis A, Gianni AM, Lanza F, Lauria F, Lemoli RM, Tarella C, Zanon P, Tura S (1995) CD34-positive cells: biology and clinical relevance. Haematologica 80:367-387

Suzuki K, Kusumoto H, Deyashiki Y, Nishioka J, Maruyama I, Zushi M, Kawahara S, Honda G, Yamamoto S, Horiguchi S (1987) Structure and expression of human thrombomodulin, a thrombin receptor on endothelium acting as a cofactor for protein C activation. EMBO J 6(7):1891-1897

Swartz MA (2001) The physiology of the lymphatic system. Adv Drug Deliv Rev 50:3-20

Takedachi M, Qu D, Ebisuno Y, Oohara H, Joachims ML, McGee ST, Maeda E, McEver RP, Tanaka T, Miyasaka M, Murakami S, Krahn T, Blackburn MR, Thompson LF (2008) CD-73-generated adenosine restricts lymphocyte migration into draining lymph nodes. J Immunol 180 (9): 6288-6296

Tedder TF, Steeber DA, Chen A, Engel P (1995) The Selectins: vascular adhesion molecules. FASEB J 9:866-873

Ukropec JA, Hollinger MK, Salva SM, Woolkalis MJ (2000) SHP2 association with VE-cadherin complexes in human endothelial cells is regulated by thrombin. J Biol Chem 275:5983-5986

Ushiki T, Ohtani O, Abe K (1995) Scanning electron microscopic studies of reticular framework in the rat mesenteric lymph node. Anat Rec 241:113-122

Valtola R, Salven P, Heikkila P, Taipale J, Joensuu H, Rehn M, Pihlajaniemi T, Weich H, deWaal R, Alitalo K (1999) VEGFR-3 and its ligand VEGF-C are associated with angiogenesis in breast cancer. Am J Pathol 154:1381-1390

Van den Oord JJ, de Wolf-Peeters C, Desmet VJ (1985) The paracortical area in reactive lymph nodes demonstrating sinushistiocytosis. An enzyme- and immunohistochemical study. Virchows Arch B Cell Pathol Incl Mol Pathol 48(1):77-85

Vecchi A, Garlanda C, Lampugnani MG, Resnati M, Matteucci C, Stoppacciaro A, Schnurch H, Risau W, Ruco L, Mantovani A, Dejana E (1994) Monoclonal antibodies specific for endothelial cells of mouse blood vessels: their application in the identification of adult and embryonic endothelium. Eur J Cell Biol 63:247-254

Wacker HH (1994) Sinuswandzellen: Immunakzessorische Zellen des Lymphknotensinus. Gustav Fischer Verlag, Stuttgart

Wacker HH, Frahm SO, Heidebrecht HJ, Parwaresch MR (1997) Sinus lining cells of the lymph nodes recognized as a dendritic cell type by the new monoclonal antibody Ki-M9. Am J Pathol 151:423-434

Weber E, Rossi A, Solito R, Sacchi G, Agliano M, Gerli R (2002) Focal Adhesion Molecules Expression and Fibrillin Deposition by Lymphatic and Blood Vessel Endothelial Cells in Culture. Microvascular Research 64:47-55

Wei SH, Rosen H, Matheu MP, Sanna MG, Wang SK, Jo E, Wong CH, Parker I, Cahalan MD (2005) Sphingosine 1-phosphate type 1 receptor agonism inhibits transendothelial migration of medullary T cells to lymphatic sinuses. Nat Immunol 6:1228-1235

Weidenreich F, Baum H, Trautmann A (1934) Das Lymphgefäßsystem. Bolk L, Gröppert E, Kallius E, Lubosch W (ed) Handbuch der vergleichenden Anatomie der Wirbeltiere. Urban und Schwarzenberg, Berlin Wien, 436-548

Welsch U, Schwertfirm S, Skirnisson K, Schumacher U (1997) Histological, histochemical, and fine structural observations on the lymph node of the common seal (Phoca vitulina) and the grey seal (Halichoerus grypus). Anat Rec 247:225-242

Werner B (1966) The biochemical composition of the human thoracic duct lymph. Acta Chir Scand 132:63-76

Wetterwald A, Hoffstetter W, Cecchini MG, Lanske B, Wagner C, Fleisch H, Atkinson M (1996) Characterization and cloning of the E11 antigen, a marker expressed by rat osteoblasts and osteocytes. Bone 18:135-142

Wigle JT, Oliver G (1999) Prox1 Function Is Required for the Development of the Murine Lymphatic System. Cell, Vol. 98:769-778

Wigle JT, Harvey N, Detmar M, Lagutina I, Grosveld G, Gunn MD, Jackson DG, Oliver G (2002) An essential role for Prox1 in the induction of the lymphatic endothelial cell phenotype. The EMBO Journal 21 (7):1505-1513

Willard-Mack CL (2006) Normal structure, function and histology of lymph nodes. Toxicol Pathol 34:409-424

Wilting J, Papoutsi M, Christ B, Nicolaides KH, von Kaisenberg CS, Borges J, Stark GB, Alitalo K, Tomarev SI, Niemeyer C, Rössler J (2002) The transcription facter Prox1 is a marker for lymphatic endothelial cells in normal and diseased human tissues. FASEB J 16:1271-1273

Witmer AN, van Blijswijk BC, Dai J, Hofman P, Partanen TA, Vrensen GF, Schlingemann RO (2001) VEGFR-3 in adult angiogenesis. J Pathol 195:490-497

Witzenbichler B, Asahara T, Murohara T, Silver M, Spyridopoulos I, Magner M, Principe N, Kearney M, Hu J-S, Isner JM (1998) Vascular endothelial growth factor C (VEGF-C/VEGF-2) promotes angiogenesis in the setting of tissue ischemia. Am J Pathol 153 :381-294

Wong EY, Morgan L, Smales C, Lang P, Gubby SE, Staddon JM (2000) Vascular endothelial growth factor stimulates dephosphorylation of the catenins p120 and p100 in endothelial cells. Biochem J 346(1):209-216

Wróbel T, Dziegiel P, Mazur G, Zabel M, Kuliczkowski K, Szuba A (2005) LYVE-1 expression on high endothelial venules (HEVs) of lymph nodes. Lymphology 38:107-110

Xiao K, Allison DF, Kottke MD, Summers SA, Sorescu GP, Faundez V, Kowalczyk AP (2003) Mechanisms of VE-cadherin processing and degradation in microvascular endothelial cells. J Biol Chem 278:19199-19208

Xiao K, Garner J, Buckley KM, Vincent PA, Chiasson CM, Dejana E, Faundez V, Kowalczyk AP (2005) p120-Catenin regulates clathrindependent endocytosis of VE-cadherin. Mol Biol Cell 16:5141-5151

Yap AS, Crampton MS, Hardin J (2007) Making and breaking contacts: the cellular biology of cadherin regulation. Curr Opin Cell Biol 19:508-514

Yoshida T, Takaya K (1992) The enveloping of intercellular collagenous fibrils by reticular cell processes in postnatal development of rat lymph nodes. Arch Histol Cytol 55:351-359

Zimmer G, Oeffner F, Messling Vv, Tschernig T, Grönes HJ, Klenk HD, Herrler G (1999) Cloning and characterization of gp36, a human mucin-type glycoprotein preferentially expressed in vascular endothelium. Biochem J 341:277-284

Zweifach BW, Prather JW (1975) Micromanipulation of pressure in terminal lymphatics in the mesentery. Am J Physiol 228:1326-1335

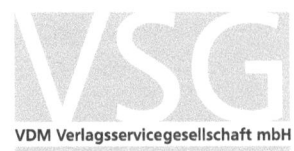

Die VDM Verlagsservicegesellschaft sucht für wissenschaftliche Verlage abgeschlossene und herausragende

Dissertationen, Habilitationen, Diplomarbeiten, Master Theses, Magisterarbeiten usw.

für die kostenlose Publikation als Fachbuch.

Sie verfügen über eine Arbeit, die hohen inhaltlichen und formalen Ansprüchen genügt, und haben Interesse an einer honorarvergüteten Publikation?

Dann senden Sie bitte erste Informationen über sich und Ihre Arbeit per Email an *info@vdm-vsg.de*.

Sie erhalten kurzfristig unser Feedback!

VDM Verlagsservicegesellschaft mbH
Dudweiler Landstr. 99   Telefon +49 681 3720 174
D - 66123 Saarbrücken   Fax   +49 681 3720 1749
www.vdm-vsg.de

Die VDM Verlagsservicegesellschaft mbH vertritt

 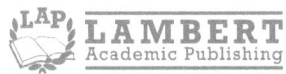 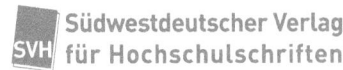

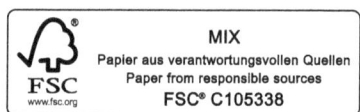

Printed by Books on Demand GmbH, Norderstedt / Germany